デジタルヘルスプロフェッショナル概論

－医療におけるデジタル人材のあり方と育成－

【編集】

東京医療保健大学医療保健学部医療情報学科

日本医学出版

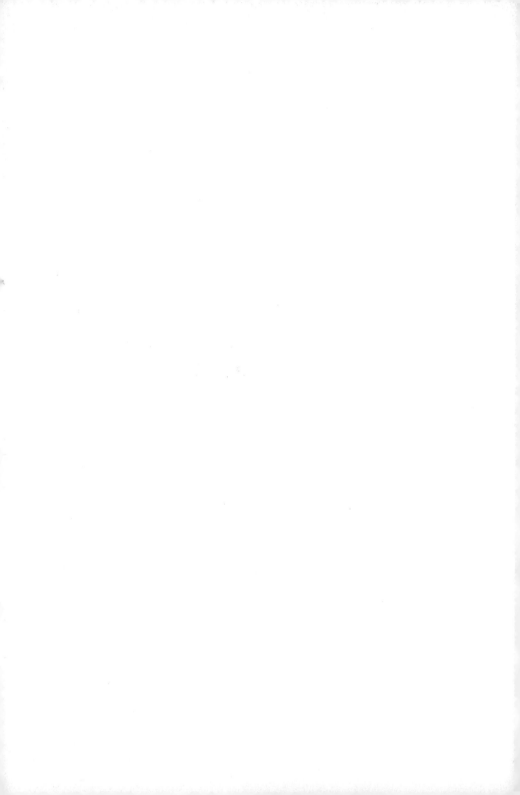

巻頭言

東京医療保健大学　副学長／医療保健学部医療情報学科長　**石原　照夫**

　これからの医療は、デジタル技術があってこそ成立する。よって医療を支えるデジタル人材を育成することは、医療の基盤づくりに他ならない。このことは、東京医療保健大学が開学した2005年からの一貫した考え方である。

　もっとも医療におけるデジタル人材のあり方は、時代によって大きく変化する。また、水道や道路など社会のインフラを支える仕事がきわめて高い専門性を持ち、その専門性によって社会生活が維持されているにも関わらず、こうした人材のあり方が語られる機会は決して多くない。それは医療のデジタル人材についても同様である。

　このことから、東京医療保健大学では2006年に「医療情報コミュニケーター概論」（幸書房）を刊行した。当時は電子カルテシステムの導入などを通じて医療の質や効率性を高める期待が高まっていた時期であり、その期待や取り組みが初代学長である小林寛伊先生（故人）、および初代医療情報学科長である大久保憲先生（東京医療保健大学名誉教授、現：医療法人幸寿会 平岩病院 院長）による取りまとめのもと、医療界や産業界など多くの人によって語られていた。そこでの人材像は「医療と情報の繋

ぎ手」であり、東京医療保健大学ではその人材を「医療情報コミュニケーター」と呼称し、15 年にわたって人材の輩出を行ってきた。

　この間、電子カルテシステムの導入率はまだ半数程度にとどまっているものの、何らかの医療情報システムを導入して病院業務を行うことは当たり前になった。また、急性期病院の平均在院日数が大幅に短縮されるなど医療の形も大きく変化してきた。従って、「情報の繋ぎ手」としての役割を院内で果たすという形のみを取り上げるのではなく、生活に浸透した社会全体において、多様な働き方の中で医療におけるデジタル人材のあり方を共有していくことが時宜にかなった考え方であると確信する。こうした考えに沿って、医療情報学科では、本年度からカリキュラムの大幅な見直しを行ったが、その前提となる現状認識や将来展望、そして人材育成のあるべき姿をまとめたのが本書である。

　医療も情報もさらに進化が加速化しており、本書にまとめた内容に満足することなく引き続き時代の要請にあった人材の育成を通じて、社会貢献してまいりたいと考えている。

執筆者一覧

石原	照夫	東京医療保健大学　副学長／医療保健学部医療情報学科長	
駒崎	俊剛	東京医療保健大学医療保健学部医療情報学科	講師
柴野	荘一	東京医療保健大学医療保健学部医療情報学科	講師
野村	英雄	NTT 東日本関東病院運営企画部主査／東京医療保健大学　臨床講師	
楠田	佳緒	東京医療保健大学医療保健学部医療情報学科	助教
石川	雅俊	東京医療保健大学総合研究所　特任教授	
杉田	純一	東京医療保健大学医療保健学部医療情報学科	講師
安枝	和哉	東京医療保健大学医療保健学部医療情報学科	助教
金澤	功尚	東京医療保健大学医療保健学部医療情報学科	講師
山邉	悠太	東京医療保健大学医療保健学部医療情報学科	助教
深澤	弘美	東京医療保健大学医療保健学部医療情報学科	教授
今泉	一哉	東京医療保健大学医療保健学部医療情報学科	教授
渡辺	郁弥	NTT コミュニケーションズ株式会社　ビジネスコンダクター	
先崎	心智	日本アイ・ビー・エム株式会社　理事・パートナー／東京医療保健大学　客員教授	
福岡	敬真	TIS 株式会社ヘルスケアサービスユニット　ヘルスケアプラットフォームサービス部セクションチーフ	
木村	知史	東京医療保健大学医療保健学部医療情報学科	助教
瀬戸	僚馬	東京医療保健大学医療保健学部医療情報学科	教授
岩上	優美	東京医療保健大学医療保健学部医療情報学科	講師
山本	純一	東京医療保健大学医療保健学部医療情報学科	教授
大野	博之	東京医療保健大学医療保健学部医療情報学科	助教
新井	崇博	東京医療保健大学医療保健学部医療情報学科	助教
津村	宏	東京医療保健大学　名誉教授	
劉	立	秀傳医療グループ　副院長	
伊藤	雅史	社会医療法人慈生会等潤病院　理事長	
唐牛	圭介	株式会社ケアコム／株式会社ヘルスケアリレイションズ　ゼネラルマネージャー	

（執筆順・敬称略）

目　次

1. 医学の進歩と医療の変化

東京医療保健大学　副学長／医療保健学部医療情報学科長　石原　照夫

医学の進歩

　病気の理解への道は、紀元前 5 世紀にギリシアのヒポクラテスが人間の五感に基づく病人の詳細な観察と記述によって始まったとされている。この道は 2000 年余り続き、蓄積された知識は書物として残され、歩みは遅いが、医学の進歩が積み重ねられてきた。この間、体の仕組みや働きを理解するために動物実験の導入や人体解剖がなされるようにはなったが、それらの研究成果は未だ人間の五感に基づくものであった。

　17 世紀になって顕微鏡の発明は、病気のミクロの世界を開き、病気の理解は細胞レベルに及ぶようになった。20 世紀になると、病気の本態に更に迫る画期的な展開がなされた。それは分子生物学の進歩と電子顕微鏡の導入である。分子生物学の進歩により、病気における体の変化を分子レベルでの異常として捉えたり、分子レベルの異常が病気を引き起こしている場合があることの解明が可能になった。一方、電子顕微鏡の導入により、病気で起きる分子レベルでの異常を視覚的に解明できるようにもなった。

　そして、近年は、その分子レベルの異常が遺伝子レベルの異常として捉

えられるようになっている。今や、医療の最大の課題となっている悪性腫瘍は、遺伝子の異常による病気として具体的に捉えられるようになり、その診断が治療の上で重要な鍵になってきている。いわゆる"遺伝する"病気以外に、遺伝子の異常が病気の原因として強く認識されるようになったのは、ここ 20 ～ 30 年の出来事である。この短期間に、病気に関する情報、知識は爆発的に、いわば指数関数的に増加したのである。この膨大な情報、知識を医療に生かすためには、情報科学の力を借りなければならない。ゲノムの解析、遺伝子異常の検出、創薬には AI の力が不可欠となっている。すでに使われている薬が他の病気にも効果があるのではないかという探索も AI で行われている。これは、新型コロナウイルス感染症に対する治療薬の探索でも行われ、治療法の開発に貢献している。

医学の進歩がもたらした医療の変化

1　医療内容の変化

それでは、医学で得られた知見を個人あるいは社会に適用させて実践する医療では、どのような変化が起きたのだろうか。医学の進歩による医療内容の進歩は勿論だが、この半世紀あまりの診断機器、治療機器の開発・進歩にはめざましいものがある。直視下での観察の時代から各種画像処理により診断能力が飛躍的に進歩した内視鏡検査、体の異常部分を立体的に視覚化させる上で有用な多断面再構成画像や 3D 画像の作成が可能になった X 線 CT 検査、解像度の著しい進歩をみせた MRI 検査、形態と機能を組み合わせた PET-CT 検査、AI を用いた画像診断、治療の分野では正常な組織の傷害を最小限にする定位放射線治療、人間よりも更に精緻な操作が可能なロボット支援下内視鏡手術、早期の悪性腫瘍の治療に期待できる重粒子線治療など、かぞえ切れないほどの進歩が医療現場でみられてい

る。こうした進歩は患者にとって大きな恩恵をもたらしたが、これらの開
発・進歩には、情報科学の力が多大な貢献をしていることを忘れてはなら
ない。

　しかし、患者を相手に医療を行うのは人間である。100 年ぐらい前まで
は一人の医師が多数の患者を全人的にみることも可能であったかもしれな
いが、人間の能力には限りがある。そのため、医学・医療の進歩は、必然
的に専門分化をもたらした。それによって病気の理解や診断・治療がより
進歩することは期待できるし、患者は現時点の最良の医療を専門医によっ
て受けることができ、治癒率の向上や病気の良好なコントロールにより
QOL（生活の質）の高い余命の延長が得られるだろう。一方で、医師は
病気ばかりをみて、病人をみていないということも指摘されている。専門
分化によって視野が狭くなってしまった弊害である。病人は、一つの問題
でなく複数の問題を同時に抱えていることのほうが普通である。病気の治
療ばかりでなく、病気やその治療のために引き起こされた機能低下の回復
のためのリハビリテーションや、病気による心の痛みのケアなども必要で
あろう。「病気を診ずして、病人をみよ」と言う箴言があるが、医学の進
歩により、これを実践するためにはもはや一人の医療人のみでは成し遂げ
られなくなっている。この解決法の一つとして、近年はチーム医療やプラ
イマリー・ケアの推進が叫ばれている。いずれも、多職種からなる医療
チームが協働して、個々の能力を存分に発揮して、一人の病人のケアにあ
たる医療である。

　プライマリー・ケアの中心は、かかりつけ医（欧米では家庭医や、ジェ
ネラル　フィジシアンと呼ばれている）であるが、彼らは診療所を訪れる
病人を診るだけでなく、在宅診療や地域住民の保健・予防などの役割も
担っている。プライマリー・ケアとは、地域住民を一人の人間として、身
体面ばかりでなく、精神面も総合的にみる医療のことである。かかりつけ

医がこの役目を果たすためには、自らが診療した住民の病気の情報ばかりでなく、当該住民が通院する専門を異にする診療所や訪問看護ステーションからの情報、専門病院に診療を依頼した際の情報、当該住民が入所している介護施設からの情報、さらには自治体の管轄である各種の健診や健康維持の活動に関する情報などが必要である。一方、かかりつけ医と連携する病院にとっても患者の日常の健康状態や管理の状況が把握されれば、それは専門的治療にも寄与することになる。こうしたプライマリー・ケアは、関係者の情報共有なくしては成立しないのであり、それにはICTの活用が求められ、また、それなくしては構築できない医療提供体制である。多くの病院、診療所で電子カルテが導入されるようになったが、多くの場合、一つの医療機関に限定した環境での運用にとどまっており、プライマリー・ケアへの恩恵は少ない。

　多職種および専門医の集合体である病院では、今や、チーム医療が当たり前の医療になっている。これにより、効率よく、患者の求めるケアの質を向上させることができるというエビデンスが集積されている。このチーム医療の実践にあたって最も重要なのは、患者のケアに携わるすべての医療人のリアルタイムの情報共有である。これには、やはりICTの活用が欠かせない。電子カルテは一つの医療機関でのチーム医療にはかなり貢献しているが、まだ医療全体でのICTの活用は不十分である。

　この半世紀の間の医学・医療の著しい進歩により、情報が溢れ、もはや情報科学やICTの活用なくしては今後の進歩がありえない状況になっている。医療人が情報を扱うリテラシーを身につけ、情報科学、ICTの活用を意識して仕事に取り組む姿勢が望まれている。一方、医療人の要求がわかる情報技術者も必要であり、彼らには医療分野に疎い情報技術者と連携して医療人の要望に応えることが求められる。しかし、Society5.0の時代の医療情報技術者は、単に医療人の希望を一般の情報技術者達に伝達し

て、現実化するというのでは十分でない。これからの医療情報技術者は医療人の知らない最新の情報科学、情報技術を活用した新たな医療を主体的に提案できるようでなくてはならない。今後の医学・医療の発展のためには、医療人、情報技術者、情報科学者が協働して取り組む必要がある。

2　インフォームドコンセントの問題

さて、これまで述べてきた医学・医療の歩みは「科学や技術の進歩」という言葉で片付けられてしまう問題かもしれない。医療を取り巻く環境での最大の変化は医師（医療人）と患者との関係ではないだろうか。現代の医療は、患者の選択権や意志を最大に尊重する患者中心の医療である。これは医療界における最大のパラダイムシフトであり、医師のパターナリズムの終焉を意味する。これは 1981 年に発表された世界医師会のリスボン宣言に示されたものである。日本ではこれが真に実践されるのには 30 年あまりを要したが、近年はかなり浸透してきたと言える。こうしたパラダイムシフトは、人間個々の尊厳を考えれば、当然の成り行きである。

患者中心の医療を行うためには、すべての医療行為にはインフォームドコンセントのステップが必要になる。ここで大きな難題にぶつかる。現代の膨大な情報を抱えた医学・医療をどのように病人を含めた一般の方々に理解してもらうかという問題である。その課題の解決への取り組みとして個々の医療人が病気の解説目的にホームページを開設している。体の仕組みや働きからの説明となると、膨大な労力を要する。この課題解決の一つの光明として、最近は、医学・医療界の各学会がこの問題を最重要課題として取り組むようになっていることがあげられる。そこに示される各種病気のガイドラインは、質問形式で患者が理解できることを重視して作成されており、そのガイドラインの評価も患者目線で行われるようになっている。そうした各学会が作成するガイドラインや病気の解説が連携されれ

ば、一般の方々の理解は一層進むと考えられ、これにはICTの活用が必要である。また、こうした病気の解説や治療に関する国際的なスタンダード、あるいは日本の実情に合わせたスタンダードが示されれば、自施設の診療データを加えることにより、患者は意思決定に必要な公平な情報が得られることになる。自施設の診療データの正確な評価、公表には情報科学、ICTの活用が必要であることは論を俟たない。

3　医学の社会への適用

医学を社会に適用させるためには医療制度の構築が必要である。日本には世界に誇る公的医療保険として国民皆保険制度がある。日本が世界最長の健康寿命を示しているのはこの保険制度のためと言われている。しかし、医学の進歩による最新の医療内容は医療費自体を高騰化させており、少子高齢化が進んでいる日本にとっては現状の公的医療保険制度の維持が難しくなってきている。そのために公的医療保険の枠組みも変わり後期高齢者医療制度が設けられ、また介護保険制度も導入された。診療報酬制度も出来高払いから、急性期入院医療を対象とした診療報酬の包括的評価制度へ移行しており、ジェネリック薬品の積極的な導入や薬価削減の動きなどがみられる。医療事務の内容も診療に踏み込んだものになってきており、診療情報管理士も医療事務の分野での能力の発揮が求められている。いずれにせよ、現在の医療制度の抜本的な改革がないと、医学の進歩の恩恵を国民が享受できなくなってしまうリスクを孕んでいる。

また、医学の進歩を社会に適用させるためには、医療制度ばかりでなく、ELSI（倫理的・法的・社会的な課題）も重要な検討課題になってくる。

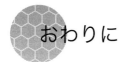

おわりに

　以上述べてきた情報の氾濫、そしてその有効活用が不十分な状況は、何も医学・医療界に限ったことではない。しかし、医学・医療界の対応は他の分野に比較して不十分であり、その進捗状況もきわめて遅いと言わざるを得ない。今後、情報科学、ICT の活用の重要性を強く認識し、医学・医療界の DX（デジタルトランスフォーメーション）の推進に取り組まなければならない。

2.　医療者と患者との関係性

東京医療保健大学医療保健学部医療情報学科　講師　**駒崎　俊剛**

医療実践における患者と医療者との関係性の変遷

　患者と医療者との間にはパターナリズム（父権主義）と呼ばれる経験や知識・技術を有する者にそれらを持たない者が従うという関係性があった。しかし、現在では患者と医療者との関係性は両者の準委任契約が基礎にあり、医療者の説明と患者の同意・選択に重点がおかれたものへと変化している[4]。ただし、両者には、知識・経験・技術の勾配がある。たとえば、医療者は専門家としての豊かな知識・経験と医療を実践できる技術を持っている。一方、患者は、ある疾患を持ちながら生活をしている者としての経験や日々の体調変化（言語化しにくいこともある）の情報などを持っている。これらの勾配により必ずしも合理的に説明と同意・選択が行えるとは限らない。

共同意思決定（Shared Decision Making：SDM）

　個別化医療の実現が見通される現在において、この「説明と同意・選択」をより適切に行うためのコミュニケーションモデルとしてSDMがあ

る。中山[6]は、SDMの特徴について、次のように述べている。

「患者が、医療における意思決定の分岐点で、利用可能なすべての治療の選択肢を見渡し、専門家とのやり取りを通して意思決定を行うプロセス」である。また、伝統的な医療者の父権主義と患者の消費者主義との対立的な関係を解き、患者と医療者の協働と問題解決を目指す調和的アプローチである。ただし、いつでもSDMを実践するわけではなく、不確実性が小さく、その医療行為に対する患者の解釈、期待、価値観の多様性が少ない治療においては従来のインフォームドコンセント（IC）が用いられるだろう。

　また、中島[5]は、SDMの構成要素や実践について、次のように述べている。

　SDMには、①少なくとも医療者と患者が関与すること、②両者が情報を共有すること、③両者が希望の治療について合意を形成する段階を踏むこと、④実施する治療についての合意に至ること、4つの必須構成要素が含まれている。これらの要素を基盤として、医療者と患者との間で、意思決定を行う。また、その実践は3つのステップ（①チーム・トーク、②オプション・トーク、③ディシジョン・トーク）があり、これらを行き来しながら、医療者は患者の意思決定がより良いものになるように検討し続ける。

ケアのロジック

　ICやSDMでは意思決定を合理的な主体としての人間が能動的に行うことを想定している。また、選択は、原因と結果が直線的に結びつくことを前提にしている。しかし、人間は常に合理的な判断を能動的にできるとは限らない。また、慢性疾患や認知症のように原因と結果の結びつきが非直線的な疾患もある。これらの疾患への医療実践モデルとして、医療者と

患者の共同により「反復・調整しながらなんどでもいじくってみる」（モル、2020）ことで患者の状態を改善し続けるというケアのロジックが提唱されている。

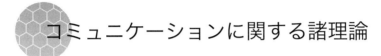

コミュニケーションに関する諸理論

医療実践における SDM やケアのロジックを背景にした関係者間のコミュニケーションを分析するための諸理論を提示する。

・媒介的道具

人は、媒介的道具を通じて他者とやり取りをする[9]。この媒介的道具には、物質的なものや言葉やジェスチャー、ルールなどの非物質的なものがある（**図1**）。

医療者と患者との間にある媒介的道具として、例えば、患者用クリティ

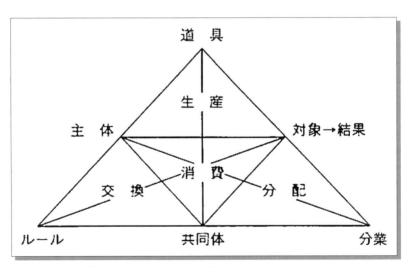

図1　『拡張による学習　活動理論からのアプローチ』
（人間の活動の構造より引用）

カルパス（クリニカルパス）や IC に使う説明書のような文書やベッドサイドに設置されたコミュニケーションボード、患者の学習スペースのような設備[2)] などがある。

共同のコミュニケーション

「人間の活動の構造」の枠組みを援用して医療実践におけるコミュニケーション要素とそれらの関係を記述したものが、**図2**である。行為者（主体）である患者や医療者は、共有する目的・対象や台本を媒介物として、コミュニケーションや協働（collaboration）、協調（coordination）し、SDM を実践する。また、これらの媒介物をより適切なものに調整することにより関係者間の相互理解を促進すると考えられる。例として、患者

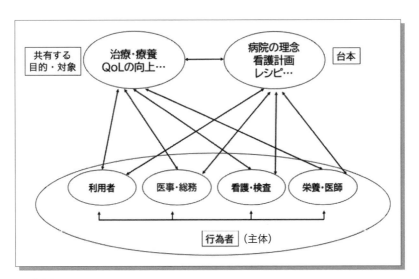

図2　Yrjö Engeström From Teams to Knots p.51　Figure3.3.
　　　（The general structure of communication[10)]を改変. 筆者訳）

（図２では利用者）にとって読みやすい様式で理解しやすい言葉で示される入院計画（図２では台本）に変更することにより納得感が増し、入院中の QOL が向上（図２では目的）するといったことがあげられる。

会話分析

　医療実践においても、言語・非言語行為による相互行為が頻繁に行われている。この相互行為を分析する方法として、会話分析がある。これは、サックス、シェグロフ、ジェファーソンにより始められた「会話をデータにして、やりとりにおける規則やルールを見出そうとする研究方法」[3] である。その中心的分析概念として、(1) 順番交替システムや (2) 隣接ペア、(3) 選好による組織化がある。まず、順番交替システムは、会話中に話者が「いつ」交替するのかというタイミングを扱うターン構成部、「だれが」次の話者になるのかを決めるのがターン割り当て部、話者の交替ないし継続が「どのように」行われるのか順番交替規則で構成される[7]。次に、隣接ペアは、二つの発話の連続であり、隣り合っていることや異なる話し手によるものであること、第一部分と第二部分という順序があること、第一部分が決まったら第二部分を要求すること、第一部分の後で、現在の話し手が話をやめ、次の話し手がその時点で、同一ペアの第二部分を発しなければならない、という特徴がある[3]。例えば、挨拶（「こんにちは」）には、挨拶（「こんにちは」）で応じる、この二つの組み合わせが隣接ペアである。最後に、選好による組織化は、隣接ペアの第二部分において好ましい応答と好ましくない応答がある。そして、好ましくない応答を避けよ、というルールがある。例えば、第一部分の勧誘（「でかける？」）に対して、第二部分で受諾（「うん、でかける」）と応答する場合と辞退（「行きたいけれど、いま終わらせなくてはいけないことがあって」）と応

答する場合を比べると、応答に遅れがあらわれたり、丁寧に説明すると
いったことがみられる。

医療実践における分析

　ヘリテージとメイナードは、相互行為研究の結果が医療面接を向上させ
るための具体的なやり方についての知見を提供していると述べている。ま
ず、医療者と患者との間の相互行為の全体的な組織構造を分析する。日常
会話での会話の目的は医療診察の場面と比べると流動的である。それに対
して、医療診察での会話は、ある特徴的な構造を持っている。

　例として、急性期のプライマリ・ケア診療の特徴的な構造が示されてい
る。1．開始部（医師と患者の相互行為的な関係性の構築）、2．症状提
示部（患者からの病状や受診理由の提示）、3．問診・触診（病歴聴取・
身体触診）、4．診断（医師からの診断の提示）、5．治療方針（治療や今
後の検査についての話し合い）、6．終了部（診療の終結）。

　それぞれの段階が常に順序通りに進むとは限らないが、この構造は、医
療者と患者との共同作業で進んでいく診療行為でのコミュニケーションの
特徴を理解するための手がかりになる。また、同じ医療実践でも救急外来
での組織構造は、異なる構造があると考えられる。（ヘリテージ、メイ
ナード、2015）

マルチモーダル分析

　これまでみてきた会話の分析に加えてジェスチャーや視線、対象物指
示・操作もその分析対象としてひろげた分析法の枠組みである[8]。例えば、
Goodwin は、発話と共に行われる視線や身体の配置や動作と会話での機

能の関係性を示した。日常的な生活場面では、会話中に飲み物を飲むことと会話の順番交替との関係があげられる[1]。

　医療実践のなかでは、医師が患者と話す際、電子カルテの画面の項目を指差ししながら患者に話しかけることで会話以外の情報を含めたコミュニケーションが行われ、その多様な情報の分析も可能になる。

今後の展望

　医療者・患者の意思決定支援に加わるような人工知能やロボットを開発される場面において、効果的なコミュニケーションの仕方（例えば、対話型の人工知能システムがどのタイミングで返答するのか、またロボットの視線の動かし方など）を検討するとき、本稿で示した分析枠組みが活用できると考えられる。

参考文献

1) 阿部廣二，牧野遼作，山本敦，門田圭佑，古山宣洋．(2018)．いつなら飲んでも良い？雑談場面における"飲むこと"の相互行為的調整．2018年度日本認知科学会第35回大会．

2) 坂本すが，貝瀬友子，新野由子，山元友子，本間みね子，駒崎俊剛，富田倫子，高田礼，真下綾子，古場裕司，大橋毅夫．(2009)．医療者と患者を結ぶ情報伝達手段としての媒介物（人工物）の機能とその安全性に関する研究．厚生労働科学研究費補助金医療安全・医療技術評価総合研究事業平成19年度〜20年度総合研究報告書．

3) 鈴木聡志．(2007/2014)．ワードマップ　会話分析・ディスコース分析ことばの織りなす世界を読み解く．新曜社．p.7

4) 武田裕．(2019)．医療情報第6版医学医療概論．p.7．（編）一般社団

法人日本医療情報学会医療情報技師育成部会.

5) 中島 俊.（2021）. こころが動く医療コミュニケーション [第 7 回] 患者さんの意思決定を SDM で支援する. 週刊医学界新聞, 2021.05.24（通常号）：第 3421 号. 医学書院.
https://www.igaku-shoin.co.jp/paper/archive/y2021/3421_03 ＜ 2022 年 1 月 7 日閲覧＞

6) 中山健夫.（2020）. シェアード・ディシジョンメイキング（Shared Decision Making: SDM）の意義と可能性の検討. 厚生労働科学研究費補助金 (がん対策推進総合研究事業) 分担研究報告書. 厚生労働省.
https://mhlw-grants.niph.go.jp/system/files/report_pdf/202008039A-buntan10.pdf ＜ 2022 年 1 月 7 日閲覧＞

7) ヘリテッジ・ジョン，メイナード・ダグラス（著）. 川島 理恵，樫田美雄，岡田 光弘，黒嶋智美（訳）.（2015）. 診療場面のコミュニケーション—会話分析からわかること. 勁草書房.

8) 坊農真弓，高梨克也（著）. 人工知能学会（編）.（2009）. 知の科学 多人数インタラクションの分析方法. オーム社.

9) ユーリア・エンゲストローム（著），山住勝広，松下佳代，百合草禎二，保坂裕子，庄井良信，手取義宏（訳）.（1999/2000）. 拡張による学習　活動理論からのアプローチ. 新曜社. p.79

10) YRJÖ ENGESTRÖM.(2008). From Teams to Knots　Activity-Theoretical Studies of　Collaboration and Learning at Work. CAMBRIDGE UNIVERSITY PRESS.

3. 医療制度の変化

東京医療保健大学医療保健学部医療情報学科 講師 柴野 荘一

はじめに

　現在の日本における医療制度の特徴として一般的と思われる点を挙げて
いく。1番目は「国民皆保険」である。これは、すべての国民が医療保険
に加入することとされる制度である。2番目は「フリーアクセス」であ
る。これは、国民が診療を受ける際、どの病院や診療所に行っても自由で
あるというものである。3番目は「民間医療機関が中心をなす医療提供体
制」である。これは、わが国の医療機関が国立・都道府県立・市町村立と
いうような公的なものは少なく、多くは医療法人や個人により設立されて
いるということである。4番目は「医師の開業の自由」である。ただし、
例外として病院については、病床過剰地域ではその開設に制限がある。

社会保険制度の大枠ができるまでの経緯

　次に、現在の日本における医療制度が上記のような特徴を持つに至るま
での経緯（歴史）を概観していく。明治時代も後半になると近代的な産業
が盛んとなり、それに伴い労働問題がみられるようになってきた。この問

題に対処すべく、明治時代末期に工場法が制定された。この法律は、年少労働者の就業禁止や、労働者の業務上の傷病に対する事業主の扶助義務などを規定する労働者保護法であり、健康保険法の前身である。時代は大正になり、第一次世界大戦による一時的好景気はみられたものの、その後は深刻な不況に陥った。それに伴い、失業や労働問題が顕在化した。このような社会的背景のもと、労働者の保護、さらには国家の産業発展などをにらみ、健康保険法は大正後期に立案・制定された。関東大震災の影響により、健康保険法は時代が昭和に変わってからの施行となった。当初は順調な運用とはいえなかったが、同法施行後 10 年以内には次第に軌道に乗り始め、同法改正により適用範囲の拡大も実施された。一方、当時の日本の状況として、世界恐慌の影響によるとりわけ農村部の疲弊や、満州事変から日中戦争へといった戦争の泥沼化があった。このような中、農村の救済と国民の健康・体力の向上に寄与すべく、昭和 10 年代初めに国民健康保険法が制定された。なお、現在の厚生労働省の前身である厚生省は、同時期に設置された。前述のような労働問題・社会問題への対応に加え、徴兵検査の結果から国民の体力低下を憂いた陸軍省が主張した衛生省設置構想にも対応する形となった。国民健康保険法制定の翌年には、職員健康保険法及び船員保険法が制定された。また、健康保険法において家族給付に関する規定が設けられた。さらに、昭和 10 年代後半には、現在の厚生年金保険法である労働者年金保険法も制定され、わが国の社会保険制度の大枠は、第二次世界大戦中にできあがっていった。

国民皆保険・年金の道筋

　第二次世界大戦において敗戦国となった日本では、戦災者・引揚者・孤児・失業者があふれ、食糧難などもあり、国民生活は困窮した。そのよう

な状況下、占領軍はわが国の民主化や復興を進めていった。その中で厚生省は、新しく日本国憲法に掲げられた国の責務である社会福祉・社会保障・公衆衛生の向上と増進を担う省へと変貌を遂げることになった。この時期（戦後間もない昭和20年代前半）における健康保険の大きな変更点は、業務上の疾病が労働者災害補償保険法の制定に伴って分離されたことである。また、国民健康保険についても、市町村による公営事業化がなされた。社会保障制度については、福祉国家実現の主要部分であるため、種々の検討の後、社会保障制度審議会が社会保障制度に関する勧告を行った。同会はその後も、医療・年金・結核等に関し、それぞれ個別的な勧告を行っていった。そのような動きが、国民皆保険・皆年金の道筋となった。

持続可能な医療保険制度を目指して

昭和30年代及び40年代、わが国は高度経済成長を遂げた。それに伴い社会保障も非常に大きく発展した。国民皆保険・皆年金も達成され、世界的にみて社会保障面においても、欧米先進諸国の仲間入りをするまでとなった。それとともに、新たに公害問題や健康保険の赤字問題も顕在化してきた。昭和50年代及び60年代は、これまでと様相が大きく異なる時代である。経済成長率は低下し、それに伴いわが国の財政は悪化した。また、人口の高齢化も大きく進んでいった。よって、財政再建や行政改革が重要視されるようになり、社会保障についても、これまでの改善し充実させていくという方向から調整し抑制していくという方向に舵が切られることになった。これが顕著に表れている施策は、老人保健法の制定である（同法案は昭和57年に成立）。この背景には、昭和40年代後半に福祉的施策の一つとして実施された老人医療費の無料化制度に伴う老人医療費の急増がある。同法は、老人の健康づくりと老人医療費の公平な負担（老人本

人の医療費一部負担の再導入など）を目的としている。なお、同法は制定後 10 年弱の間に度々改正が実施され、一部負担金の増額、加入者按分率の引き上げなどが行われた。同法は素早く改善・充実が図られていった。

　さらに昭和末期になってくると、持続可能な医療保険制度を目指すべく、健康保険本人の一割負担の導入や退職者医療制度創設などがメインの医療保険制度の大改正が行われた。

医療や社会保障における構造改革

　平成時代に入り、深刻な財政状況や少子高齢化に伴い、医療費増加問題・医療の地域格差問題・長期入院問題などが顕在化してきた。そのような中、医療や社会保障における構造改革は不可避の状況となり、そのはじめとして実施されたのが介護保険制度の導入である。この制度は、いわゆる社会的入院などによる医療費増加の抑制に寄与した。平成 20 年には、老年人口の急激な増加を受け、後期高齢者（75 歳以上）について、独立した後期高齢者医療制度が運用されるようになった（なお、一定の障害状態にある 65 ～ 74 歳の者も、同制度の被保険者となる）。従来の制度においては、一部の高所得者を除けば、医療保険の扶養家族として加入していため、後期高齢者の年齢に相当する者が自ら保険料を負担しない場合も多々みられた。一方、後期高齢者医療制度では、すべての後期高齢者の年齢に相当する者に対して保険料の負担が求められるようになった。平成 20 年代には、医療保険分野の IT 化も急速に進んだ。特に医療保険制度創設以来、診療報酬請求が紙ベースのレセプトにより行われていたが、電子化・オンライン化が普及した。医療保険分野の IT 化により、医療に関するデータ等の一元管理・共有・一体的利活用などが進められるようになった（**表**）。また、さらに近年では、被保険者証の個人単位化やオンライン

資格確認などにおいても、急速な進展がみられる。

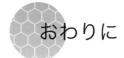 おわりに

　わが国の医療制度における今後の課題について触れていく。まず、国民皆保険制度をいかにして維持していくかという問題がある。これには少子高齢化・疾病構造の変化（慢性疾患の増加）・高額な治療や薬剤の出現とそれに伴う医療費の高額化・低迷する経済財政状況などが複雑に絡み合っている。これらの要素のどれか一つが完全されても国民皆保険制度の維持は難しく、総合的かつ持続的な対策が必要であろう。また、医療を担う人材確保や労働の問題もある。平成30年にはいわゆる働き方改革関連法が成立し、労働者それぞれの事情に応じて多様な働き方のできる社会が目指されることとなった。これにより、他の労働者と同様に医療従事者に対しても、長時間労働の是正、柔軟かつ多様な働き方の実現、雇用形態によらない公正な待遇が進められる。このような働き方と、現状としてみられる長時間労働という勤務実態、さらには医療の質や安全の確保及び各地域に

表　通信技術の深化と用途の拡大

	1G	2G	3G	4G	5G
導入時期（日本）	1979年～	1993年～	2001年～	2010年～	2020年～
通信方式	アナログ	デジタル			
最大速度（下り）	2.4～10kbps	11.2～28.8kbps	0.06～14Mbps	0.04～1Gbps	20Gbps
端末	自動車電話ショルダーフォン	フィーチャーフォン		スマートフォン	スマートフォン様々なデバイス
主な用途	通話	メール	静止画	動画	4K・8K動画

※3Gには3.5Gを含み、4Gには3.9Gを含むものとする。
※総務省作成資料を参考に作成。

おける医療提供体制のあり方の間で、今後どのように折り合いをつけていくべきかということも課題となってくるのではないだろうか。

4. 病院を支える ヘルスケアビジネス

NTT東日本関東病院　運営企画部主査／東京医療保健大学　臨床講師　**野村　英雄**

はじめに

　これまでの「病院で働くってどういうこと」というテーマで、病院で働く人たちの経済的な視点を考える機会はあった。しかし「病院を支えるヘルスケアビジネスで働く」という視点はあまり議論されていないように思う。色々な医療人材がいる中で、病院で働きたい人も多い一方で、病院を支えるヘルスケア産業で活躍するビジネス人材もきわめて重要である。そこで「病院を支える産業で働く」ことについて、整理してみよう。

病院を支える産業で働く

1　MR

　まず一つ目はMR、医薬品情報提供者のことである。MRは、昔はパンフレットを持ってきて午前や午後の診療の合間をねらって訪問するような営業の仕方だった。ただ、最近はコロナ禍になって外部の方が病院内に入るのを嫌がるところが増えているので、足を運んで営業する方法はほとんどなくなり、ウェブなどでの営業になっている。新薬の効果や副作用、開

発に至った経緯などの医療情報を、開発者ではない MR がしっかり勉強して提供する仕事になる。MR が営業をしたあとの病院側の動きについて説明する。まずは医師がある会社の薬を買いたいという希望を出すと、薬剤部がその薬についてチェックする。他の医療機関の採用状況や、類似する商品がないかを確認し、薬剤部で問題がなければ薬事委員会で承認されることになる。MR としては、第一関門である医師からの賛同を得ることが最も大切になる。

2　医薬品卸会社

次に医薬品卸会社について説明する。仕入れた医薬品や大衆薬を医療機関に納入する会社のことである。アルフレッサや東邦薬品などが挙げられる。ジェネリック医薬品メーカーなどのように直販しているところもあるが、基本的には医薬品卸会社を通じて納入している。医薬品卸会社は、医薬品を欠品することなく納入する役割があり、医薬品価格を決める働きも持っている。

3　医療機器・材料販売会社

次に医療機器・材料販売会社についてである。医療機器は、医療品と同様に患者の身体に害となる場合があるため、専門知識が必要である。医療機器は医薬品医療機器等法で大きく 4 つに分類され、高度管理医療機器、管理医療機器、一般医療機器、特定保守管理医療機器に分けられる。これらの機器の販売には許可が必要で、販売管理者の設置や基礎講習と継続研修が義務付けられている。

4　病院物流支援会社

医療機器や医薬品の管理は誰がするのであろうか。大量の医薬品や機器

を病院の倉庫で管理するのは限界があるので、病院物流支援会社がその管理業務を担う。完全委託はSPD（Supply Processing & Distribution）といわれ、様々な物品管理システムが採用されている。SPDは必要なときに必要な分だけ物品が届くシステムで、導入のメリットは適正在庫把握による在庫圧縮と、それによる流動資産の現金化、管理の合理化、正確な物流流通や保険請求漏れ対策ができるようになることである。保険請求漏れ対策とは、診療報酬がとれる機材に関するアドバイスをするということだが、それもSPDの役割になる。

5　治験会社

　以前、海外の薬品や未承認薬を使うのはすべて自費になるという話をしたが、これはかなりのリスクになるので、「研究」という名目で臨床治験を行う。臨床治験は医薬品メーカーから業務委託を受ける形で行われるが、ここではCRC（Clinical Research Coordinator）という治験管理コーディネーターが活躍する。CRCは患者への治験の説明やスケジューリング、治験データの収集などを行い、臨床治験の中核となる仕事である。日本の患者の「海外の良い薬を使いたい」という希望が増えるほど、日本の医療市場への外国の医薬品が増加する。そのため、海外の医薬品を日本で使えるようにするためには治験が必要になる。

6　医療系システムベンダー

　少し毛色が異なるが、富士通やNECなどのような医療系システムベンダーの役割も重要である。医療情報学科の卒業生の主な進路とも言えるが、医療系システムベンダーとは、病院のＩＴ化を推進する企業で、電子カルテやオーダリングシステムなどの導入を手助けする役割を持っている。病院のIT化は遅れていると言われていて、医療機関同士でのIT機

器導入の格差も存在している。これまでの医療機器の IT は、診療報酬対策や請求漏れ対策などの経営対策が優先されていた。しかし最近では医師のユーザビリティも求められてきたので、電子ペンや音声認識技術などによる電子問診票が導入され始めている。

7　検体検査代行会社

　検体検査代行会社という業態もある。臨床検査は、診療科や疾患ごとに手法が異なるため、一つの病院ですべての機器をそろえることはなかなかできない。また、遺伝子検査や年に数件しか行われない検査のために高価な機器を装備したり人材教育をしたりすることは病院経営の効率性を悪くする。そのため、検査回数が多いものや緊急を要する検査については病院内部の検査室で行い、めったに行わない検査や採算性が悪い検査は外部に委託する方法が一般的である。臨床検査代行業者は、決められたタイミングで検体を集配し、衛生検査所と呼ばれる検査センターで検査を行う。ブランチラボと呼ばれる検査センターを病院内につくり、病院が検体検査を完全委託する場合もある。

8　画像支援サービスをする病院

　四谷メディカルキューブなどの画像支援サービスをする病院について紹介する。日本における MRI、CT の台数は世界一といわれているが、すべての機能を各病院が保有することはできない。そこで活躍するのが画像支援サービスを行う専門病院である。検査したい病院に代わって、非常勤医師が週1回程度の勤務を専門病院で撮影から読影まで行うことで、早ければ次の日には読影レポートの結果を返す。

9 医療事務代行会社

　医療事務代行会社もある。実は、大病院の受付で事務をしている人は、病院の職員ではないことが多い。医療事務の仕事は「外来」と「入院」に分けられ、「外来」は初診患者や再診患者の受付、カルテの出庫、診療報酬と患者が支払う診療費の計算、患者から代金の受理などを行う。「入院」は、診療報酬の計算、病棟クラークの病棟業務補助、医療費の徴収、入退院案内などを行う。このような仕事を受託するのが医療事務代行会社である。国立病院の受付事務などは、医療事務代行会社の社員がほとんどである。ここにかかるコストは一病院当たり5〜6億円、日本全国だと4000億円近くのマーケットであるから驚きである。最近では、病院経営の高度化に伴いより質の高い人材である診療情報管理士の派遣をする代行会社や、経営支援のニーズも高まってきて新しい診療報酬制度の提案やコンサルテーションをする代行会社も増えている。

10. 病院清掃委託会社

　病院清掃委託会社もある。病院内の清掃業務は、リジョイスカンパニーなどの清掃委託会社に委託している。病院清掃の企業が多くないのは、手術室の清掃のように作業内容の質が厳しく求められる場所もあり、従業員の育成コストがかかるからである。感染対策への注意が必要なことも理由として挙げられる。一方で、医療機関からのコスト圧縮要望もあり労務費を抑える傾向になっているので、清掃の質を担保することが困難な状態になりつつある。

　さて、ここで委託と派遣の違いを説明する。直接病院の人に指示を受けて業務をする場合は「派遣」、業務をパッケージとしてやる場合を「委託」という。委託された人材と病院の間に指揮命令関係は発生しない。逆に派遣社員は、派遣会社が病院に紹介したあと、現場での指揮命令は病院

が行うことになる。

11. 医業経営支援会社

　最後に、医業経営支援会社という業態がある。病院経営が年々厳しさを増す中で、病院経営を指南する経営コンサルタントをする医業経営支援会社が注目されている。プレゼン力、経営企画力などが磨かれるので、英語力やチャレンジ精神がある人には、待遇も含めて魅力的な職場かもしれない。当然、経営戦略を理想論で終わらせるのではなく、実際に現場の業務改善があることが求められる。医療というサービスは地域の特性もあるため、現場を研究する時間や労力が必要である。今後は、病院の経営管理部門を外部委託する形が増えるので、医業経営支援会社が増加すると思われる。

おわりに

　病院を支える様々なヘルスケアビジネスがあり、それぞれが高い専門性を有していることを概観してきた。情報システムベンダーはもちろんだが、それ以外のヘルスケアビジネスも医療情報学と関係が深い分野が多い。それぞれの興味や関心に応じて、多様な種別や業種を支えていくことが、これからの医療を医療情報人材が支える上ではとても重要といえる。

5. 臨床研究手法の進化：RCT と RWD

東京医療保健大学医療保健学部医療情報学科　助教　**楠田　佳緒**

はじめに

　医療技術や IT 技術の発展に伴い、多くの医薬品や医療機器が病院などへ導入されている。新しい医薬品や医療機器を開発し、それらの有効性を調べるためには臨床研究が実施される。特に製品化する前には、薬や医療機器の有効性と安全性を示すために治験が実施される。臨床研究を行う際には、研究目的や対象の特性に応じて研究デザインを計画する。なかでも、無作為化比較試験（Randomized Controlled Trial：RCT）はエビデンスレベルが高く、臨床研究をはじめとして治験でも多く用いられている。

　近年では、臨床研究手法のひとつとしてリアルワールド・データ（Real World Data：RWD）の活用が注目されている。本章では、RCT と RWD の違いや今後の RWD 活用に向けた展望について述べる。

無作為化比較試験（RCT）の概要

1　臨床研究の種類と手順

本節では、臨床研究のうち RCT を多く利用する「治験」を例に挙げ

る。治験は、国が定めた Good Clinical Practice（GCP）と呼ばれる規則に基づいて行われる。具体的な流れとして、まずは治験内容を試験実施者から国へ届け出る。国は治験内容を事前に審査する。国の許可が下りた場合、患者に対してインフォームドコンセントを実施し、同意が得られた場合は治療を開始する。試験実施中に重大な副作用は国に報告し、製薬会社による治験の適正実施を確認する。

　開発した新薬を製品化するためには、その安全性や有効性の検証を目的として、第Ⅰ相～第Ⅲ相の治験を実施する。第Ⅰ相試験（Phase Ⅰ）とは、治験薬の安全性や生理学的変化を確認することを目的とする。少人数の健康な成人ボランティアを対象として実施する。第Ⅱ相試験（Phase Ⅱ）とは、第Ⅰ相試験で安全性が確認された用量の範囲で、少人数の患者を対象として安全性・有効性・用法・用量を調べるための試験を行う。第Ⅲ相試験（Phase Ⅲ）とは、多数の患者に対して、第Ⅱ相試験で得られた結果に基づく用法・用量に従って薬物を投与する。実際の治療に近い状況で、有効性と安全性、副作用などを明らかにする。

2　無作為化比較試験（RCT）の方法

　新薬の有効性や安全性を調べるためには、母集団である全国民（または全人類）に対して評価をすることが求められる。しかし、コスト面や時間面などから母集団に対する実施は困難である。実際には、特定の病院で特定の疾患を診断された同意取得済みの患者に対して治験を行う。これらの集団は、母集団から抽出された標本集団として統計学的に解析する。

　図1左に示すように、RCT は前向き介入試験に該当する。RCT とは被験者となる患者を、事前に標準療法と新薬療法にランダムに振り分けて（無作為に割り付けて）治療を開始し、その結果を比較する。このように、標準療法と新薬療法を比較することで、評価の偏りをなくす方法であ

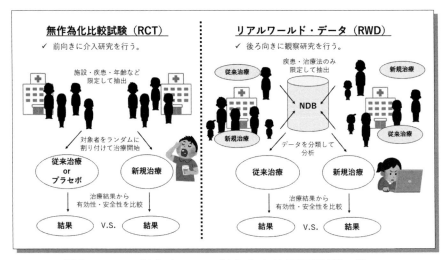

図1　RCT（左）と RWD（右）における臨床試験の違い

る。この試験により、従来の薬よりもどれくらい安全性・有効性が高まるか（または同等か）を明らかにする。RCT は、先に述べた治験 Phase のうち第Ⅲ相試験で実施される。

3　RCT の課題

　RCT は臨床研究をはじめとする治験の標準的手法（ゴールド・スタンダード）として実施されている。手法としてのエビデンスレベルも高く、医薬品や医療機器による効果を評価するために最も信頼される手法である。

　一方で RCT の課題として、評価対象の期間・組織・患者（疾患や年齢など）が限定されるため、母集団を反映できない可能性がある。また、バイアスの影響を少なくするためにシンプルな投与方法が選択されるが、日常診療に合わないことがある。さらに、母集団調査と比較すると低コスト・短時間で実施できるものの、実際には多くの時間・コスト・人材を要

する。個人の医師や研究者が担当できるものではなく、企業との連携が必須となる。また、症例数の少ない疾患に対する治療法を評価する際には、統計的有意差を評価できる人数を集められない可能性がある。

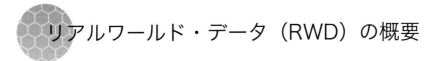リアルワールド・データ（RWD）の概要

1　RWD とは

　日常の診療や健診などの結果から得られる医療・健康データの総称をRWD と呼ぶ。特に、電子カルテなどの電子的な医療情報（Electronic Medical Record：EMR）、診療報酬明細書データ（レセプト）、特定健診データ、臓器別疾患データなどが挙げられる[1]。RWD を管理・提供する機関として、厚生労働省、保険機関、医療データ企業、学会などがある。

　日本の代表的な RWD として、National Database（NDB）が挙げられる。NDB は、「高齢者の医療の確保に関する法律」に基づき、レセプト・特定健診などの情報を保険者から収集・保存している、厚生労働省が管理するデータベースである。さらに、介護保険データの連携が進められており、医療ビッグデータとしての活用が期待されている。また、これらのデータは、オープンデータとして厳格な審査を経た研究者等により活用されている。

2　RWD の法整備

　一般的に、個人情報は個人情報保護法の下で管理・運用が義務付けられている。しかし、医療情報は遺伝子情報や疾患情報など繊細な個人情報を含むため、一般の個人情報よりも強固に守られる必要がある。一方で、医療情報の利活用は公衆衛生上の利益を生み出すことから、広く活用されるべきである。RWD を取り扱う際には、社会的・実用的な両側面を考慮し

て丁寧に対応する必要がある。

　現在の法律では、匿名加工されている医療情報データであれば、二次利用（患者情報を取得する目的とは別の目的で利用すること）が可能である。また、仮名加工された医療情報の取り扱いに関する議論も進められている。近年、社会環境の変化やAIを含むIT技術の進化に伴い、個人情報保護法の改正や医療情報の取り扱いに関する法律は変革期を迎えている。したがって、医療情報を取り扱うときには、最新の動向を確認する必要がある。

3　RWDのメリットと課題

　図1右に示すように、RWDによる臨床研究は後ろ向き観察研究に該当する。日常診療中に集められたデータを用いて、新規治療や新薬の有効性を検証することができる。先行研究では、EMRのデータを用いて治療後の生存期間（予後）予測が試みられている[2,3]。

　RWDを臨床研究や治験で活用するメリットについて述べる。まずは、年齢・性別・投与量などを限定せずに膨大なデータが収集されているため、日常臨床の影響が直接反映されている点が挙げられる[2]。さらに、データを大量に取り扱うことができるため、希少疾患の症例であっても統計解析が実施できるデータ数を確保できる。新薬市販後の調査においても、低コストと少ない人材でデータ収集および解析が行える。また、各医療機関で実施されている様々な治療選択とその結果が分析できるため、アンメット・メディカルニーズ（表面に出てきていない臨床的ニーズ）を発見できる。同様に、RCTの治験計画を立てる際には、エンドポイントの妥当性検討や対象とする患者層の特定に利用されている[4]。

　一方でRWDの課題として、RCTのような管理された環境で調査ができないため、完全なデータセットを作ることが困難であり、評価したいタ

イミングでの臨床検査値が存在しないことが挙げられる[2,4]。例えば、有効性を検証する上で、投薬後 3 日目の検査データが必要であっても、患者の都合や病院の開院日により、検査できないことがある。治療後 3 日後と 1 か月後に受診した患者の検査値データは条件が異なるため、単純に比較できるかどうかは臨床的に判断する必要がある。さらに、RWD は構造化されていないことが多く、データの前処理に時間がかかる[5]。診療ガイドライン変更や診療報酬改定により、医師による治療方針の変更へ大きく影響することから RWD を取り扱う際には注意が必要である[6]。

臨床研究手法の将来：RWD の活用

RWD の普及は、治験に限らず臨床試験全体にも貢献する。例えば、COVID-19 のワクチン開発では迅速な分析が実施された。米国疾病対策センター（CDC）は、COVID-19 ワクチン接種後の副反応分析へ応用し、大規模な調査に RWD を活用した[7]。日本でも、RWD を用いた同様の解析が行われつつあり、調査結果は医療政策の方針などにも参考にされている。

また、新規の医薬品・医療機器を開発した場合、医薬品・医療機器としての承認を経た後に、保険診療で使用するための保険適用申請を行う必要がある。ここでは、医療機器の安全性と有効性を示すとともに、新規手法によりどれだけの医療経済効果が期待できるかを示す必要がある。RWDを用いることで、従来治療のコスト実績の算出と新規治療の削減効果の推定が行えると考えられる。技術開発が進むなか、医薬品や医療機器の普及を促進するために、RWD の保険適用申請への応用も期待できる。

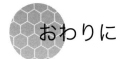おわりに

　本章では、臨床試験と治験の必要性、RCT と RWD の概要、および将来の臨床研究手法について述べた。RCT と RWD はそれぞれの特徴・メリット・デメリットを持つため、双方の良い点を組み合わせることで、新規治療手法や新薬の開発に貢献できると考える。また、医療 AI 技術の発展に伴い、新しい IT 技術の導入や法律の整備などが進められている。医療情報コミュニケーターとして臨床現場で活躍するためには、RWD の特徴を理解してデータや分析結果の質を担保する必要があると考える。

参考文献

1）第 1 回 NDB オープンデータ【解説編】、平成 28 年 10 月、厚生労働省保健局医療介護連携政策課 保険システム高度化推進室

2）Chen Y, Qiu Z, Kamruzzaman A, Snodgrass T, Scarfe A, Bryant HE. Survival of metastatic colorectal cancer patients treated with chemotherapy in Alberta（1995-2004）. Support Care Cancer. 2010 Feb;18（2）:217-24. doi: 10.1007/s00520-009-0647-x. Epub 2009 May 15. PMID: 19440737; PMCID: PMC2795864.

3）Yuan Q, Cai T, Hong C, Du M, Johnson BE, Lanuti M, Cai T, Christiani DC. Performance of a Machine Learning Algorithm Using Electronic Health Record Data to Identify and Estimate Survival in a Longitudinal Cohort of Patients With Lung Cancer. JAMA Netw Open. 2021 Jul 1;4（7）:e2114723. doi: 10.1001/jamanetworkopen. 2021.14723. PMID: 34232304; PMCID: PMC8264641.

4）兼山 達也、阪口 元伸、中島 章博、青木 事成、白ヶ澤 智生、丹羽 新

平、松下 泰之、宮崎 真、吉永 卓成、木村 友美、リアルワールドデータ（RWD）の活用と課題—製薬業界での取り組み、レギュラトリーサイエンス学会誌、2017、7 巻、3 号、p. 225-236、2017

5）岩尾 友秀、大規模リアルワールドデータにおける解析前のデータ 前処理に関する研究動向と今後の課題について —臨床研究への利活用を見据えて—、薬剤疫学、論文 ID 27.e1,2022

6）松田 真一、深田 信幸、大石 昌仁、岡 宏明、原 良介、小島 愛、中野 駿、元吉 克明、五十嵐 繁樹、佐々木 裕子、亀山 菜つ子、窪田 和寛、リアルワールドデータを用いた海外の研究事例を踏まえた，日本での製造販売後データベース調査実践における提言、薬剤疫学、論文 ID 26.e4、2021

7）COVID-19 Vaccine Safety in Children Aged 5-11 Years - United States, November 3-December 19, 2021. MMWR. Morbidity and mortality weekly report. 2021 Dec 31;70(5152);1755-1760. doi: 10.15585/mmwr.mm705152a1.Annc M Hause, James Baggs, Paige Marquez, Tanya R Myers, Julianne Gee, John R Su, Bicheng Zhang, Deborah Thompson, Tom T Shimabukuro, David K Shay

8）野田龍也、久保慎一郎、明神大也、et al. レセプト情報・特定健診等情報データベース（NDB）における患者突合（名寄せ）手法の改良と検証．厚生の指標、10（64）、12、2017

6. Society5.0 と患者による意思決定の時代におけるヘルスケアシステムの方向性

東京医療保健大学総合研究所　特任教授　石川　雅俊

はじめに

　私は臨床医というよりは、医療政策や医療経営というものを専門として、経営コンサルタントなどの行政の仕事や研究をしています。個人的にはクリニックの経営もしております。また、ベンチャー企業のスタートアップコンサルタントもしております。私自身、色々やっておりますが、これらの経験を生かして、いかに情報技術やデータを活用して、質が高く効率的なヘルスケアシステムの構築や新たなヘルスケアビジネスの創造をして、すべての人々に良質なヘルスケアを届けていくかということをミッションとしております。

今日のテーマ "Society5.0" について

　日本の内閣府が提唱している Society5.0 という概念は、社会が今後アップデートしていく中で、具体的に何ができるようになるか想定した社会のことを指します。例えば、これまでの社会では知識や情報の共有や連携が不十分だったことが、これからはすべての情報が統合・共有されていきま

す。また、これまでは地域の課題や高齢者のニーズに十分に対応できなかったことが、イノベーションにより様々な個別のニーズに対応できるようになっていきます。また、AI によって必要な情報が必要な時に提供される社会にもなっていきます。今でも、自分の好みに合った情報や自分と親和性が高い情報がすぐに届くようになっていますが、これからは医療の分野でもより適切な形で、必要な情報が患者さんに提供できるようになっていきます。また、従来は身体の制限によりできない仕事や作業がありましたが、Society5.0 ではどのような人でも色々な技術を活用して様々な仕事につけるようになります。このように、IoT やデータ、AI、ロボットなどの活用により、患者がより主体的に意思決定を行う時代がやってきます。

ヘルスケアシステムにおける課題と方向性

　ヘルスケアシステムにおける各国の課題は共通しています。世界は高齢化や労働人口の不足、財政の制約などの構造的変化による様々な課題を抱えています。そこには、ステークホルダーにとっての共通の課題もあります。ステークホルダーとは、患者や医師などはもちろん、製薬企業、医療機器の会社、医療にかかわる関係者、医療保険者などを意味しますが、そのステークホルダーにとっての課題として、患者への医療の効率的な提供、介護や医療の質の向上、蓄積されたデータの利活用の推進などの課題が挙げられます。これらの課題に対して世界各国はよく似た戦略を模索していて、主な潮流としては、「最適な場所でケアを行うケア・セッティング」、「患者の価値を極大化するバリュー・ベースド・ヘルスケア」、「消費者の関与を高めるペイシェント・エンゲージメント」、「個別化医療・リスクシェアをはかる医療技術のイノベーション」の 4 つの方向性です。今回

は、はじめの３つの方向性について説明させていただきます。

潮流1　ケア・セッティングのシフトについて

　ケア・セッティングのシフトとは、最適な場所で医療ケアを受けるということです。例えば、今までは病院に行って直接診療を受ける必要がありましたが、オンライン診療や電話診療などで自宅でも診療を受けることができるようになっていきます。

　このシフトの背景を説明します。日本の人口は2004年をピークに減少傾向にあり、今後は少子高齢化が加速し、2050年には高齢化率が40％近くになると言われています。「市場動向のうち、最も重要なものが人口構造の変化である。将来推計人口だけが未来に関する唯一の予測可能な事象であるからだ」とドラッカーも述べていますが、高齢人口の増加により、ヘルスケア市場の拡大がますます必要になっていきます。

　医療と介護では特に、介護の領域の需要が増えていくと予測されています。ただ、高齢化の進展は地域によって異なり、首都圏を中心とした都市部においては75歳以上人口の大幅な増加が見込まれる一方で、すでに高齢化が進んでいる地域では、その増加率は低くなるでしょう。また、医療供給体制の地域格差は大きく、医療費については都道府県間で最大約1.6倍の差、10万人当たりの一般病床数では都道府県間で最大約2.2倍の差があります。今後のヘルスケア市場について検討する際、地域ごとの特徴を押さえる必要がありますが、例えば首都圏周辺では需要が急増する一方で、勤務医が少なく需給ギャップが拡大するため、医療機能の強化が必要になるでしょう。逆に、地方都市では医療・介護の余裕度が大きいと推計される医療圏が多く、統廃合の余地は大きいと考えられます。また、安定した医療・介護サービスを確保するには一定の人口規模が必要になるた

め、医療サービスの提供が困難な過疎地域の増加が懸念されます。

このような背景から、急性期病床の絞り込みと資源の集中、在宅へのケア・セッティングのシフト、プライマリーケアの充実といった地域単位のヘルスケアシステムの再構築による、地域格差の是正が急がれます。

国は地域医療構想や地域包括ケアシステムといった医療介護提供体制の再構築、病院から在宅へとケアの場所のシフトを進めています。地域医療構想を進めていく上で、大都市部や地方都市、過疎地域などのそれぞれの地域ごとの特性が違うので、アクセスのしやすさや診療機能の集約度などの特性の把握や、将来の必要病床数の試算などの検討を正確に行う必要があります。

潮流２　バリュー・ベースド・ヘルスケア

病院経営の基本についてお話します。これまで、病院が持続的な競争優位を実現するには、コスト・リーダーシップモデル（大規模な患者数・卓越したコスト管理）や差別化・集中化モデル（専門性追求・地域集中）といった戦略の採用が有効であるとされてきました。このような病院間の競争激化を背景に、一部の医療機関に高度医療機能が集約する一方、地域包括ケアを担う事業モデルなども増加し、基本的には、「高度急性期」「急性期」「垂直統合モデル」「在宅療養支援型」の４つのモデルに分類されます。また、今後は医師の働き方改革がより推進され、労働時間や給与・手当の改善、医師の増員、ICT の導入による業務の効率化が進んでいくと見込まれます。

さて、バリュー・ベースド・ヘルスケアとは、直訳すると「価値に基づくヘルスケア」という意味であり、患者価値を最大化するという方向性です。

　ステークホルダー間の利害は、時に相反する構造にあります。医療機関は診断や治療の件数を増やすことを目的とし、製薬会社は医療機関に対する販売数量の増加を目指します。これに対し、政府や保険会社は医療費支払いを削減させようとします。バリュー・ベースド・ヘルスケアの考え方は、ステークホルダー間の利害を患者価値の最大化という方向に収れんさせることで、ヘルスケアの価値規範を根本的に転換しようとするものです。もっと言うと、コストを適正化することで実現される患者価値を形成する流れです。

　現在の分断された供給体制の下では、いくつもの病院を受診したり、入院が長引いたりして診断や治療が非効率となり、医療過誤のリスクを高め、無駄な支出が行われている可能性があります。この背景には、質が高いヘルスケアが低コストであるという実態が存在しています。そこで、これからは価値に基づく支払い体系へと転換されるペイメントリフォームが必要になります。つまり、これまでの出来高払いから、提供サービスの質や費用対効果の評価へとシフトしていくということです。米国では、入院日数を減らすために予防や治療の効果を高めたり、効き目に応じた成功報酬型の報酬体系を採用したりして患者の囲い込みに取り組んでいます。英国では、自社の医療技術を期待される生存年などのデータで評価して、自らの製品・サービスの価値に対する説明責任を果たす動きも始まっています。また、英国では地域間の医療の質も数値化して比較し、公開していくことで、各医療機関のPDCAの継続的な遂行を促しています。もちろん、この公表は患者が医療機関を選択する指標にもなるので、病院側にとってのデメリットになる場合もあります。

　バリュー・ベースド・ヘルスケアを推進するためには、医療・介護・生活等にかかるデータの蓄積・統合・利活用が前提となります。診療情報や

請求情報、生活記録などの情報を、患者が気軽にウェアラブル端末などを通して取得し、自分で医療方針に関する意思決定ができるようになることが目標になります。また、臨床試験における基本的な考え方は、「質が高い医療に対しては高いコストを支払う」という考え方で、患者情報の共有の仕組みを整え、関係者の利害調整などが課題となっています。

潮流3　ペイシェント・エンゲージメント

　ペイシェント・エンゲージメントとは、患者側の医療に対する関与を高めていくことが医療価値を最大化させる重要なポイントである、という考え方です。

　まず、技術イノベーションがもたらす保健医療の変化について、特にデータの利活用という視点でご説明します。人工知能で大量のデータを処理できるようになると、デジタル錠剤やウェアラブルデバイス、マイクロロボット血液検査、人工関節などの利用によりリアルタイムの生体情報を取得することができます。また、過去の診断結果や遺伝子情報、生活習慣データなども瞬時に分析することができるようになります。個人情報保護には留意が必要ですが、これらの情報の利活用は、臨床プラクティスや個人の健康意識に変容を促します。例えば、過去の診断結果を一度に分析し、生活習慣データなどを一瞬で評価することができれば、身体の異常を早期に発見し、将来の発病リスクを通知し、さらに予防に必要な生活習慣改善のプランを提示することもできます。また、個人の遺伝子特性に合った最適な治療法を選択することもできるでしょう。

　データの利活用が進めば、個人・患者の健康意識も高まり、行動変容を促していくことができるので、ペイシェント・エンゲージメントが実現さ

れるようになります。これまでも、ウェアラブルデバイスやアプリなどで健康意識の高まりがあり、医療情報への能動的なアクセス、モバイル・オンラインを通じた利便性の追求もされていますが、この流れがさらに加速するでしょう。ペーシェント・エンゲージメントが高まれば、結果として医療費の抑制にもつながっていきます。

　特に、プライマリー・ケアにおける疾病管理の強化において、ペーシェント・エンゲージメントが果たす役割は大きいです。日本と米国では、実は日本のほうが治療されていない、未診断の割合が多い分野もあり、検査や治療に積極的でないという面もあります。

　ペーシェント・エンゲージメントにおいて大切なのがデジタルヘルスです。医療やヘルスケアにおけるデジタル技術の活用が進み、オンライン診療、治療アプリ、オンライン診断、モニタリングなどの関連サービスが開発・展開されています。特にオンライン診療は、規制緩和がされたことで、診療だけでなく、オンライン健康検査やオンライン薬剤相談などの前後のケアもオンライン化が可能になっていきます。南アフリカのDiscovery 社は、保険会社でありながら、健康食品の購入などへのインセンティブを通じて被保険者の健康管理を推進しています。米国の Pillpack 社では、300 人の薬剤師を雇用し、オンライン服薬指導、調剤及び一包化、薬剤配送などを実施しています。

　このような潮流から、個別化医療へのパラダイムシフトが起こっています。これまでの集団に対する標準診療から、個人に対する最適診療を予測して介入するアプローチへのパラダイムシフトです。例えば、遺伝子変異によって引き起こされる病気であれば、遺伝子データにより病気がある程度予測できますので、個人に対する個別的な医療ケアを提供することができます。このように、患者ごとの治療法の有用性・安全性をあらかじめ解析した上で最適な治療や薬剤を投与していくことが個別化医療のメリット

です。

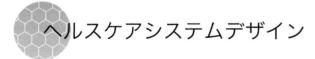

ヘルスケアシステムデザイン

　ヘルスケアシステムには発展段階があります。フェーズ１（導入期）とは発展途上国における医療インフラの整備がまだ十分でない状態、フェーズ２（成長期）は発展途上国よりも医療レベル・アクセスの向上が始まり、病気の中に感染症だけでなく生活習慣病も見られるようになっている状態、フェーズ３（成長期）とは、日本のような先進国を指し、高齢化が進み在宅医療や公的医療が発展している状態を意味します。フェーズ３では、生活習慣病対策が重要視され、病気の治療だけではなく予防にも力をいれる段階であり、IT 化・デジタル化によるさらなる成長の余地があると考えられます。

　今後は、各ステークホルダーが、患者を中心としたヘルスケアの価値（アウトカム）向上に自らの利害を収れんさせていく流れになっていきます。米国では、保険会社と製薬会社が連携する事例も増加しつつあり、患者の状況改善という目的を同一にしながら、互いの利益を確保するモデルが確立する流れになっています。

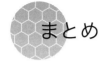

まとめ

　データヘルスがもたらす医療・介護の未来のお話をします。根底にある目指す方向性は、健康増進や自立支援はもちろん、保険財政の改善・医療従事者の働き方改革です。これらを目指すために、収集データやシステムの標準化、データ収集の負担軽減、個人番号によるデータの連結、データを解析し応用できる人材の養成、データを保有し管理するためのスキーム

の開発、デジタルヘルスへの投資などが必要になってきます。これらの打ち手ができれば、目的を達成する未来がやってくるのではないかと思います。

　Society5.0では、医療介護のサービスが様々な面で劇的に変化していきますが、今回の講義でなんとなくイメージできたのではないかと思います。最後に、ダーウィンの言葉で締めさせていただきます。「最も強いものが生き残るのではなく、最も賢いものが生き延びるのでもない。唯一生き残ることができるのは、変化できるものである」。医療介護の現場が劇的に変化していく状況で、私やみなさんも、情報の利活用が推進できるように自らも変化していかなくてはいけないと思います。

1. 通信技術の進化（3G、4G、そして 5G へ）

東京医療保健大学医療保健学部医療情報学科　講師　杉田　純一

はじめに

　5G とは、第 5 世代移動通信システム（the 5th Generation Mobile Communications System）の略で、4G（第 4 世代移動通信システム）の次世代の通信規格である。日本では、5G は 2020 年からサービスが開始され、総務省は全国の 5G の人口カバー率を 2030 年度末までに 99% に到達させるという目標を掲げている[1]。5G はこれまでの移動通信システムと何が異なるのか。移動通信システムの沿革とともに、5G の特徴やメリットについて概説する。

移動通信システムの沿革

　移動通信システムはこれまで、おおむね 10 年ごとに次世代へと進化してきた（**表 1**）。第 1 世代（1G）の始まりは、1979 年に登場した自動車電話サービスである。その後、肩掛け型の端末（ショルダーフォン）が登場し、車外でも通話が可能になった。1990 年代になると、通信方式がデジタル化された、第 2 世代（2G）の携帯電話が登場した。また、アナログ

表1　移動通信システムの沿革

	1G	2G	3G	4G	5G
導入時期 （日本）	1979 年～	1993 年～	2001 年～	2010 年～	2020 年～
通信方式	アナログ		デジタル		
最大速度 （下り）	2.4 ～ 10kbps	11.2 ～ 28.8kbps	0.06 ～ 14Mbps	0.04 ～ 1Gbps	20Gbps
端末	自動車電話 ショルダー フォン	フィーチャーフォン		スマート フォン	スマート フォン・様々 なデバイス
主な用途	通話	メール	静止画	動画	4K・8K 動画

※ 3G には 3.5G を含み、4G には 3.9G を含むものとする。
※総務省作成資料を参考に作成。

方式からデジタル方式に進化したことで、ノイズの減少や通信が途切れにくくなるなど、通話品質が向上した。この頃から、携帯電話の小型化が進み、手軽に外に持ち出せるようになった。また、携帯電話からメールを送受信することが可能となった。1999 年には、NTT ドコモのⅰモードなど、携帯電話からのインターネット接続サービス（携帯電話 IP 接続サービス）が開始された。2G までは日本独自の技術方式が採用されていたが、2000 年頃から実用化された 3G では、全世界で同じ端末を使えることを目標に技術方式の標準化が進められた。この頃から、携帯電話にカメラが搭載され、写真を撮って送ることができるようになった。スマートフォンよりも前の世代の携帯電話をフィーチャーフォンと呼ぶが、日本の携帯電話は、ワンセグチューナー、赤外線、電子マネーなどの機能を備えた独自の進化を遂げていたため、ガラパゴス携帯（ガラケー）という俗称で呼ばれた。2010 年から普及した 4G では、通信速度がさらに向上し、動画の送受信が可能となった。2008 年に日本で iPhone が発売され、スマートフォンが急速に普及した。これが、4G の普及を後押しした。スマートフォンで

は、SNS（Social Networking Service）や動画配信など利用できる機能の幅が大きく広がり、日常生活に必要な機能の多くをこなすことができるようになった。

5G（the 5th Generation Mobile Communications System）

1Gから4Gが普及するまでの40年間で、最大通信速度は約10万倍に高速化した。4Gまでの移動通信システムの主な進化は、通信速度の高速化による、データ転送容量の増加にある。ITU-R（International Telecommunication Union Radiocommunication Sector）が定めた5Gの要求条件は、下りで最大20Gbps程度、上りで最大10Gbps程度であり、4Gの10倍以上の速度が見込まれている。5Gの通信速度は、現在最大10Gbpsの家庭用の光ブロードバンドと同等以上である。ただし、これらの速度はあくまで規格の性能要件であり、実行速度は実装に依存する点に留意する必要がある。

4Gまでの移動通信システムの歴史は、通信の高速化・大容量化を追求してきたと言える。これにより、携帯電話の主な用途が音声通話からデータ通信へと徐々にシフトしていった。5Gでは、通信の高速化・大容量化に加えて、社会的インパクトの大きい二つの特徴がある。

5Gの大きな特徴として、以下の三つが挙げられる。5Gでは、これらの特徴を実現するための様々な技術が取り入れられている。

(1) 超高速・大容量（eMBB：enhanced Mobile Broadband）
(2) 超低遅延（URLLC：Ultra-Reliable and Low Latency Communications）
(3) 同時多数接続（mMTC：massive Machine Type Communication）

超高速・大容量は、前述した通り、最大20Gbpsの通信速度を実現できるという特徴である。これにより、4K・8Kという超高画質の映像や高精

細 VR（Virtual Reality）コンテンツを活用することができる。4K は 3840
× 2160、8K は 7680 × 4320 の画素数の画像である。医療分野において、
超高速・大容量通信は、データ量が多い医用画像を共有する場合に有効で
あると考えられる。総務省は、5G の活用が有効な医用画像として、血管
造影（アンギオ）、エコー、顕微鏡（病理、手術）、内視鏡映像、手術室で
の映像などを、また、8K の活用が期待できる動画かつ多色であるものと
しては、顕微鏡、内視鏡、手術室の映像、皮膚などの患部映像などを挙げ
ている[2]。

　超低遅延は、通信を行うデバイス間の遅延が、1000 分の 1 秒という特
徴である。この特徴は、リアルタイム性が求められる通信を必要とする場
合に有効である。例えば、ロボットや自動車などへの信頼性の高い遠隔制
御が可能になる。医療分野においては、患者に即時に診断、処置などの支
援が必要な場合に有効であると思われる。具体例として、遠隔診断支援で
患者が依頼側の医師と同席している場合（DtoDtoP 、または、DtoPwith
D）、遠隔手術支援、救急時の診断支援、病理診断の術中迅速診断などで
の活用が見込まれる[2]。

　同時多数接続は、1 平方キロメートル当たりで最大 100 万台のデバイス
を接続が可能になるという特徴である。これは、将来的な IoT（Internet
of Things）デバイスの増加を考慮して策定された要求条件である。イベ
ント会場などで多数の人々が集まった場合や、災害時などに 5G ネット
ワークに同時に多数のデバイスが接続した場合でも、通信が途切れないよ
うになる。医療分野においては、今後、医療機関などで使用される医療機
器や IoT デバイスが増加し、さらに、個人のバイタルデータを取得する
モニタリング機器などが爆発的に普及し、取得したデータを頻繁に送信し
続ける必要が出てきた場合に、同時多数接続が活きると想定される[2]。

　通信事業者は、日本国内に 5G の基盤設備を整備し、5G サービスの全

国展開を行っているが、それには一定の時間がかかる。自治体や企業が個別に5G免許を取得することにより、5Gシステムを独自に構築できるローカル5Gという仕組みがある。ローカル5Gは、5Gの超高速・大容量、超低遅延、同時多数接続の3つの特徴に加えて、プライベートネットワークの構築かつ柔軟なカスタマイズが可能である。また、現在利用されている共有周波数とは異なる周波数帯を利用するため、電波干渉の可能性が低く、通信品質が安定するなどのメリットがあり、セキュリティの確保や高品質なネットワークが求められる医療機関での活用が期待できる[2]。

おわりに

　医療機関の都市部への集中による地域格差は、日本各地の課題となっている。5G/ローカル5Gの活用は、地域の診療所と大病院を結び、遠隔診療を行うことにより、医療格差の解消や地域全体の医療サービス向上に貢献できると考えられる。5G/ローカル5Gは、VRを活用した仮想空間でのコミュニケーションや、IoTにより様々なデバイスから取得・蓄積されたビッグデータをAIが解析し、新たなサービスを生み出す重要なインフラのひとつとして整備が進んでいくものと思われる。しかしながら、5G/ローカル5Gの環境を構築しただけでは不十分であり、それをどのように活用するのかが重要である。これからの医療情報を担う人材には、5Gのような新技術や社会の動向に常にアンテナを張り、技術の進歩を追いかけ続ける必要があるとともに、医療分野の課題に対し、様々な職種の人々と連携しながら、解決策を導き出す能力が求められるのではないだろうか。

参考文献
1）総務省. デジタル田園都市国家インフラ整備計画　2022.

2) 総務省情報流通行政局. 5G 等の医療分野におけるユースケース（案）【改訂版】2021.

2. コネクテッドデバイスとビッグデータ

東京医療保健大学医療保健学部医療情報学科 助教 **安枝 和哉**

コネクテッドデバイス

コネクテッド（connected）とは接続されたという意味であるが、コネクテッドデバイスやコネクテッドカー、コネクテッドホームなどと言うときは「インターネットに接続された」という意味で用いられる。同じような言葉としてIoT（Internet of Things）がある。IoTとは「モノのインターネット」と訳され、乗り物、家電、医療機器など身の回りにある様々なモノがインターネットに接続される仕組みやシステムである（**図1**）。IoTに使用されるデバイスをIoT機器やコネクテッドデバイスと呼ぶ。また、現在はあまり使われていないが、ユビキタス社会やユビキタスデバイスもこれらとほぼ同じ意味である。

Society 5.0では、様々なモノがコネクテッドデバイスとなり、インターネットに接続されることで、リアルタイムに情報の収集や分析が行われる。その結果は現実世界にフィードバックされ、より高度で豊かな社会の実現が期待される。

現在、様々な機器がコネクテッドデバイスとしてインターネットに接続されている。例えば、スマートフォンやスマートスピーカーなど「スマー

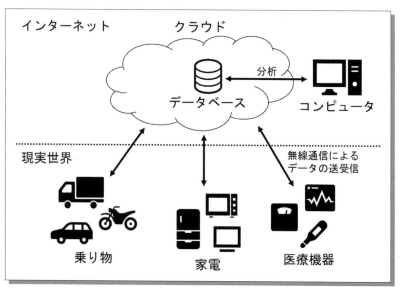

図1　IoT とコネクテッドデバイスのイメージ

ト〜」と称されるものはコネクテッドデバイスと言える。また、人が身に付けるコネクテッドデバイスはウェアラブルデバイスとも呼ばれ、スマートウォッチやスマートグラスなどもコネクテッドデバイスの一種である。特にウェアラブルデバイスは医療分野での利用が増加しており、血流、体温、脈拍、心電、運動量などのデータを取得し、分析することで身体の異常検出や健康管理などに用いられる。

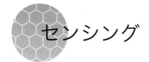 ## センシング

　コネクテッドデバイスによって現実世界の情報を収集するためにはセンサが必要である。センサとは取得したい情報の性質や物理現象を観測し、電気信号に変換する装置である。センサを利用して計測や判別を行うこと

表1．健康管理のために用いられるセンサの例

センサの種類	取得できる情報	主な用途
光センサ	血流、心拍数	運動量、ストレス測定
赤外線センサ	体温	発熱検出
頭部電位センサ	脳波	睡眠測定、ストレス測定
生体電位センサ	筋肉の動き	動作検出
加速度センサ	体の動作	歩数計測

をセンシングという。

　センサは人間が感じることのできる五感（視覚、聴覚、嗅覚、味覚、触覚）はもちろんのこと、電波、超音波、磁気、気圧などの人間が感じることができない現象の物理量も定量的に取得することができる。**表1**に健康管理のために用いられるセンサの種類と取得できる情報の例を示す。腕時計型のスマートデバイスには光センサや加速度センサによって、心拍数や歩数などから運動量などを推定できる製品もある。また、スマートフォンなどに搭載されているカメラやマイクも画像や音のセンサとして利用することができる。

デバイスの無線通信

　デバイスをインターネットに接続するときには、多くの場合で無線通信が用いられる。主な無線通信の種類として、無線 LAN、Bluetooth、携帯電話網、LPWA（Low Power, Wide Area）の4つがあり、これらは**図2**のように通信距離と通信速度で大別される。一般的に通信速度や通信距離が大きくなるほど消費電力も大きくなる。小規模なコネクテッドデバイスは電源が内蔵バッテリーや乾電池であることが多く、省電力な通信方式が

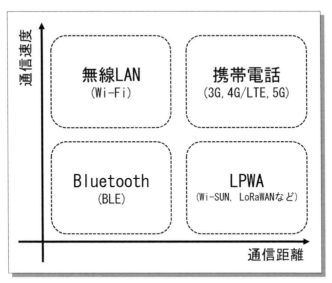

図2　主な無線通信の規格

求められることが多い。

　無線 LAN や Bluetooth は数 m ～数十 m 程度の近距離通信である。一
般的に無線 LAN は IEEE802.11 で規定される無線通信規格である。多く
の機器が Wi-Fi Alliance の認証機器であることから単に Wi-Fi とも呼ばれ
ている。無線 LAN は大容量で高速な通信が可能であるが、消費電力が大
きいため、常に電源と接続されるデバイスや大容量のバッテリーが搭載さ
れているデバイスで用いられることが多い。Bluetooth は無線 LAN と比
べて通信距離が短く、多くのデバイスで最大 10m 程度の通信距離である
が、より省電力な通信方式である。Bluetooth4.0 以降では、さらに省電力・
省コストな Bluetooth Low Energy（BLE）が規定されており、小型デバ
イスなどで用いられる。

　携帯電話網（3G, 4G/LTE, 5G）や LPWA は通信距離が数 km ～数十
km の遠距離通信である。携帯電話網は多くの場所で基地局が整備されて

おり、高速で大容量な通信が可能である。LPWA はコネクテッドデバイスや IoT 機器の発展に伴い、低消費電力な遠距離通信が必要であったことから近年開発が進められている通信方式である。LPWA は通信速度を抑えることで低消費電力を実現する一方、携帯電話網のように数十 km の長距離通信が可能となっており、Wi-SUN や LoRaWAN など様々な通信規格が策定されている。

ビッグデータの収集と蓄積

　コネクテッドデバイスによって収集されたデータはインターネットに接続されたデータベースサーバへ送信される。収集された膨大なデータをビッグデータという。

　デバイスから送信されたデータは保存・分析できる形式に構造化される。二次元の表形式で表される構造化データはリレーショナルデータベースによって管理されることが多いが、ビッグデータの中にはテキスト形式だけでなく、画像や音声など構造化できない形式（非構造化データ）や、JSON 形式や XML 形式のようなデータ構造を柔軟に変更できる形式（半構造化データ）が含まれることがある。このようなデータ形式はリレーショナルデータベースでの扱いが難しいため、NoSQL（Not only SQL）が用いられる。NoSQL はデータへのアクセス方法を SQL に限定しないデータベース管理システムの総称で、キー・バリュー型、カラム指向型、ドキュメント指向型、グラフ指向型などの種類がある。NoSQL 系のデータベースは利用目的に応じてデータの格納方法などが最適化されることが多く、従来のリレーショナルデータベースと比べてデータ量や処理性能などにおいて優位である。

　Society5.0 ではビッグデータの利用が必要不可欠である。身の回りのあ

らゆるモノから得られたビッグデータを分析することで、これまで見えていなかった特徴が明らかになり、そこから新しい価値が創出される。その中で、ビッグデータを構築するためのコネクテッドデバイスはさらなる発展が期待される。

3. マルチメディアの進化

東京医療保健大学医療保健学部医療情報学科　講師　金澤　功尚
東京医療保健大学医療保健学部医療情報学科　助教　山邉　悠太

ウェブとその利用環境の変遷

「マルチメディア」という言葉は歴史の長い用語で、1990年代ごろから使用され始めた用語である。当時から様々な場面で、様々な意味で使われてきているが、おおむね文章（文字）や映像、音声といった多様な種類の情報、あるいはそれらを乗せる媒体—紙媒体、放送—をまとめて指す用語として使用されている。現在においてはWorld Wide Web（以下、ウェブ）も、これらの媒体をつなぎ合わせる最も重要な媒体の一つであるといえよう。本章では本書の初版が出版された2006年と、本稿執筆時点2023年の17年間のコンピュータの利用環境やマルチメディア技術の変化を振り返る。参考までに、2000年から2023年までのデスクトップ/モバイルOS、ウェブブラウザのバージョン、ウェブ標準の変遷を**図1**にまとめた。作図にあたっては、各社のプレスリリースやリリースノートなどを参考にした。

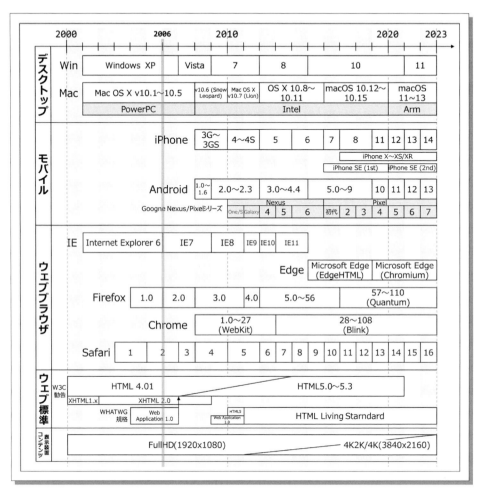

図1　コンピュータの利用環境の変化

表示装置とコンテンツの進化

　ここ 17 年のコンピュータの利用環境の変化を振り返ると、表示装置やコンテンツの進化は外せない話題であろう。最もわかりやすいのは表示装置やコンテンツの高解像度化である。2006 年ごろにはすでにフル HD、つまり横縦 1920 × 1080 ピクセルの表示装置やコンテンツは一般的であり、これは現在においてもおおむね同様である。本邦においてテレビ放送がアナログ放送からデジタル放送に完全移行したのは 2011 年のことであるが [1]、地上デジタル放送でも表示上の映像にこの解像度が採用されている（実際には横方向の解像度は若干少なく 1440 ピクセルとなっていることが多い）。またフル HD をサポートする BDMV（BD-Video）規格の Blu-ray Disc の映像ソフトウェアは 2006 年に登場している [2]。一方 2013 年前後から、4K（3840 × 2160）や 8K（7680 × 4320）も普及の兆しを見せている。2011 年には民生品における 4K 解像度対応のテレビの販売が始まっており、2015 年ごろまでにはテレビだけではなく PC 向けディスプレイやラップトップなどの 4K 対応が本格化している [3,4]。2018 年ごろからは IP 放送や BS・CS 放送など 4K 放送が一部開始されている [5]。表示装置とコンテンツの進化は高解像度化だけにとどまらない。特に HDR やステレオスコピック 3D といった技術も注目されてきている。HDR（High Dynamic Range）とは明暗の差が広い映像を記録、伝送、表示するための技術に使用される用語であり、2015 年ごろからコンテンツ、表示装置、カメラなど対応製品が登場し [6]、現在ではテレビやディスプレイ、映像ソフトウェアなどでサポートが進んできている。ステレオスコピック 3D は両眼立体視を用いた 3D 映像表現技術を指す。2009 年公開の偏光グラス方式を用いた 3D 映画「AVATAR」[7] のヒットを皮切りに、対応のコンテンツや表

示装置が一時的に再燃し、同様の方式を採用した 3D テレビ[8] や、アクティブシャッター方式の 3D グラスを用いた 3D 立体視ディスプレイ技術[9] も登場した。

　その後 3D 立体視ディスプレイ市場はいったんは沈静化したが、代わりにゴーグル型のステレオスコピック 3D 表示装置、いわゆる VR（Virtual Reality）ゴーグルが登場した。2012 年に Oculus 社（現在の Meta 社）により VR ゴーグル製品として Oculus Rift シリーズが登場し[10]、2016 年には一般向け製品として Sony 社より PlayStationVR が販売され[11]、VR ゴーグルというジャンルは確固たるものとなった。その後も PC 接続型やスタンドアロン型などの様々な VR ゴーグル製品が登場している[12,13]。VR に関連して拡張現実、Augmented Reality のための表示装置である AR ゴーグルも登場している。いずれも開発者向けであるが 2013 年には Google 社より Google Glass[14] が、2015 年には Microsoft 社より HoloLens シリーズ[15,16] が販売されている。

メディアフォーマットの進化

　デスクトップやモバイルなどの様々な端末間で静止画や動画、音声を扱うために最も重要な技術はメディアフォーマットである。静止画や動画、音声を送受信するためには、利用する端末の両者で「データをどのように記録し解釈するべきか」が共有されている必要がある。メディアフォーマットとは、この方式を言う。ウェブ上で利用されている静止画像のファイルフォーマットとして代表的なものは、JPEG[17]、PNG（Portable Network Graphics）[18]、SVG（Scalable Vector Graphics）[19] などがある。比較的最近に登場したものとして WebP という画像フォーマットがある。WebP は Google 社により提案されているフォーマットで、可逆圧縮／非

可逆圧縮、静止画やアニメーションなどを包括的に扱うことができる画像フォーマットである [20]。また、HDR をサポートする画像フォーマットとして JPEGXT [21] や OpenEXR [22] といったフォーマットも登場している。後者は、映画「スター・ウォーズ」で有名な映像制作会社 ILM によって開発されたというフォーマットがあり、2003 年に公開されて広く使用されている。

　動画のためのメディアフォーマットに関しては、2006 年当時から現在までに事情がかなり変化している。2011 年に HTML5（HTML Living Standards）と呼ばれる HTML 規格が登場したことによって、Adobe Flash [23] のようなサードパーティプラグインに頼ることなく動画や音声をウェブページ上に設置できるようになった。ただし、各種環境、各種ウェブブラウザによって再生できる動画や音声のフォーマットは様々に異なっている。ここでは 2023 年現在広く使われている、動画・音声コンテナフォーマットやコーデックについて簡単に紹介する。現在のところ最もよく使用されている動画、音声のためのコンテナフォーマットは、いわゆる MP4（MP4 ファイルフォーマット）[24] である。このフォーマットはデジタルカメラ、オーディオプレイヤー、ゲーム機、スマートフォン、デスクトップなどのほとんどの環境でサポートされている。

　動画コーデックとして現状よく使われているものは、MPEG-2 と H.264 である。MPEG-2 は映像 DVD、BD やテレビ放送などでも採用されている動画コーデックである。H.264（MPEG-4AVC、Advanced Video Coding）[25] は 2003 年に標準化されたフォーマットである。H.264 の後継規格として H.265（HEVC、High Efficiency Video Coding）[26] というコーデックも 2013 年に登場している。これは 4K や 8K 映像の圧縮を視野に入れた高圧縮率のコーデックである。音声コーデックとして現状よく使われているものは、MP3、AAC、Opus、Vorbis である。MP3（MPEG-1

Audio Layer-3)[27] や AAC（MPEG-4AAC、Advanced Audio Coding)[28, 29] は、MPEG1、MPEG-2/4 規格の一部として 90 年代に標準化されたフォーマットである。また、ここまでに触れたコーデックはどれも大なり小なり特許料が必要なものであるため、ロイヤリティフリーな動画・音声フォーマットを開発する動きも出てきている。前述した音声コーデック Opus[30]、Vorbis[31] はそのような動きのなかで開発されたものである。ロイヤリティフリーな動画コンテナフォーマットとしては Google 社による WebM が、映像コーデックとして同社による VP8、VP9 がある[32]。また VP9 の後継規格である AV1[33] は、2018 年に非営利団体 AOMedia[34] のオープン標準として公開された。この規格は HDR 映像などもサポートしており、YouTube や Netflix といった動画サービスでもサポートが始まっている[35, 36]。

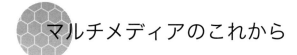

マルチメディアのこれから

　本章ではここ十数年のマルチメディア、特に映像表現や表示装置、またそれらに関連する技術について振り返った。特に VR ゴーグル関連技術の普及には目覚ましいものがあるが、近年になって視線追跡技術を応用した新しい裸眼 3D 立体視ディスプレイ製品が再び登場し始めている[37, 38]。近年の 3D 映像表現技術は、主としてエンターテインメント分野に端を発して発展してきたものであるが、VR のような視覚体験に関する技術は人間の活動に強く影響するものであり、今後も新技術や応用分野は増えていくだろう。

参考文献

1）総務省｜報道資料｜地上デジタル放送への完全移行に向けた最終確認

のお知らせ . url: https://www.soumu.go.jp/menu_news/s-news/01ryutsu 09_01000024.html（2023 年 1 月 10 日閲覧）.

2）SPHE、世界初の Blu-ray Disc ソフトを 6 月 20 日から発売開始 . url: https://av.watch.impress.co.jp/docs/20060615/sphe.htm（2023 年 1 月 10 日閲覧）.

3）新 MacBook Air は 4K 出力を公式サポート！ Boot Camp は前からですが - 週刊アスキー . url: https://weekly.ascii.jp/elem/000/002/631/ 2631479/（2023 年 1 月 10 日閲覧）.

4）注目高まる「4K テレビ」の現状と課題 - AV Watch. url: https://av. watch.impress.co.jp/docs/topic/606578.html（2023 年 1 月 10 日閲覧）.

5）総務省｜ 4K 放送・8K 放送　情報サイト｜ 4K8K とは　4K8K の魅力 . url: https://www.soumu.go.jp/menu_seisaku/ictseisaku/housou _ suishin/4k8k_suishin/about.html（2023 年 1 月 10 日閲覧）.

6）【本田雅一の AVTrends】CES 2015 映像技術の一大トレンド「HDR」とはなにか - AV Watch. url: https://av.watch.impress.co.jp/docs/series/ avt/682696.html（2023 年 1 月 10 日閲覧）.

7）進化する 3D 映像の世界 -3 次元に見える仕組み -｜テクの雑学｜ TDK Techno Magazine. url: https://www.tdk.com/ja/tech-mag/ knowledge/133（2023 年 1 月 10 日閲覧）.

8）パナソニック、世界初 3D プラズマ TV「VIERA VT2」- AV Watch. url: https://av.watch.impress.co.jp/docs/news/347880.html（2023 年 1 月 10 日閲覧）.

9）NVIDIA の 3D グラス「GeForce 3D Vision」を試す. url: https://pc. watch.impress.co.jp/docs/2009/0109/3dvision.htm（2023 年 1 月 10 日閲覧）.

10）【Oculus Rift 徹底解説】歴代モデルのスペック比較・価格・レビュー

情報まとめ –XR-Hub. url: https://xr-hub.com/archives/981（2023 年
1 月 10 日閲覧）.

11）【後藤弘茂の Weekly 海外ニュース】「PlayStation VR」の 399 ドルと
いう価格 - PC Watch. url: https://pc.watch.impress.co.jp/docs/column/
kaigai/748772.html（2023 年 1 月 10 日閲覧）.

12）Meta Quest VR ヘッドセット、アクセサリー、機器 — Meta Quest
— Meta Store. url: https://www.meta.com/jp/quest/（2023 年 1 月
10 日閲覧）.

13）Valve Index. url: https://store.steampowered.com/valveindex（2023
年 1 月 10 日閲覧）.

14）「Google Glass」は 720 動画や Bluetooth に対応 - AV Watch. url:
https://av.watch.impress.co.jp/docs/news/596125.html（2023 年 1 月
10 日閲覧）.

15）Microsoft、Windows 10 向けの HMD「HoloLens」発表。ホログラ
フィック UI を操作 - AV Watch. url: https://av.watch.impress.co.jp/
docs/news/684854.html（2023 年 1 月 10 日閲覧）.

16）【速報】Microsoft、視線や指の 1 本 1 本まで認識できる「HoloLens
2」。日米同時発売 - PC Watch. url: https://pc.watch.impress.co.jp/
docs/news/1171342.html（2023 年 1 月 10 日閲覧）.

17）ISO/IEC 10918-1:1994 Information technology — Digital compression
and coding of continuoustone still images: Requirements and
guidelines. Standard. International Organization for Standardization,
Feb. 1994.

18）PNG（Portable Network Graphics）Home Site. url: http://www.
libpng.org/pub/png/（2023 年 1 月 10 日閲覧）.

19）Scalable Vector Graphics（SVG）2. url: https://www.w3.org/TR/

SVG2/（2023 年 1 月 10 日閲覧）.

20）An image format for the Web — WebP — Google Developers. url: https://developers.google.com/speed/webp（2023 年 1 月 10 日閲覧）.

21）ISO/IEC 18477-4:2017 Information technology — Scalable compression and coding of continuoustone still images — Part 4: Conformance testing. Standard. International Organization for Standardization, Oct. 2017.

22）GitHub - AcademySoftwareFoundation/openexr: The OpenEXR project provides the specification and reference implementation of the EXR file format, the professional-grade image storage format of the motion picture industry. url: https://github.com/Academy SoftwareFoundation/openexr（2023 年 1 月 10 日閲覧）.

23）Adobe Flash Player End of Life. url: https://www.adobe.com/products/flashplayer/end-of-life.html（2023 年 1 月 10 日閲覧）.

24）ISO/IEC 14496-14:2020 Information technology — Coding of audio-visual objects — Part 14: MP4 file format. Standard. International Organization for Standardization, Jan. 2020.

25）ISO/IEC 14496-10:2020 Information technology — Coding of audio-visual objects — Part 10: Advanced video coding. Standard. International Organization for Standardization, Dec. 2020.

26）ISO/IEC 23008-2:2020 Information technology — High efficiency coding and media delivery in heterogeneous environments — Part 2: High efficiency video coding. Standard. International Organization for Standardization, Oct. 2020.

27）ISO/IEC 11172-3:1993 Information technology — Coding of moving pictures and associated audio for digital storage media at up to about 1,5 Mbit/s — Part 3: Audio. Standard. International Organization for Standardization, Oct. 1993.

28) ISO/IEC 14496-3:2019 Information technology — Coding of audio-visual objects — Part 3: Audio. Standard. International Organization for Standardization, Dec. 2019.

29) ISO/IEC 13818-7:2006 Information technology — Generic coding of moving pictures and associated audio information — Part 7: Advanced Audio Coding (AAC). Standard. International Organization for Standardization, Jan. 2006.

30) RFC 6716 - Definition of the Opus Audio Codec. url: https://datatracker.ietf.org/doc/html/rfc6716 (2023 年 1 月 10 日閲覧).

31) Xiph.org. url: https://www.xiph.org/ (2023 年 1 月 10 日閲覧).

32) The WebM Project — Welcome to the WebM Project. url: https://www.webmproject.org/ (2023 年 1 月 10 日閲覧).

33) Home · AOMediaCodec/community Wiki · GitHub. url: https://github.com/AOMediaCodec/community/wiki (2023 年 1 月 10 日閲覧).

34) Alliance for Open Media. url: https://aomedia.org/ (2023 年 1 月 10 日閲覧).

35) Bringing AV1 Streaming to Netflix Members' TVs — by Netflix Technology Blog — Netflix Tech- Blog. url: https://netflixtechblog.com/bringing-av1-streaming-to-netflix-memberstvs-b7fc88e42320 (2023 年 1 月 10 日閲覧).

36) YouTube begins streaming in AV1 on Android TV - FlatpanelsHD. url: https://www.flatpanelshd.com/news.php?id=1588740730 (2023 年 1 月 10 日閲覧).

37) ソニー、"鑑賞画質" の「空間再現ディスプレイ」。約 50 万円 - AV

Watch. url: https://av.watch.impress.co.jp/docs/news/1283136.html（2023 年 1 月 10 日閲覧）.

38) ASUS が裸眼で 3D 表示を実現した有機 EL 搭載ノート PC を投入　手のひらサイズのファンレスデスクトップ PC も：CES 2023（1/3 ページ）- ITmedia PC USER. url: https://www.itmedia.co.jp/pcuser/articles/2301/05/news041.html（2023 年 1 月 10 日閲覧）.

4. ビッグデータから 知識創造へ

東京医療保健大学医療保健学部医療情報学科 教授 深澤 弘美

はじめに

　総務省は情報通信白書平成 25 年度版（2013 年）[3] に「ビッグデータを活用することにより、革新的なサービスやビジネスモデルの創出、的確な経営判断、あるいは業務の効率化を図るなどの狙いから、各国の企業・組織において、ビッグデータの活用に向けた動きが始まっている。加えて、国家レベルでもビッグデータによる付加価値創造を成長に結びつけるために、戦略的な取組を始めている。」と記した。ビッグデータの流通量が 2005 年から 2012 年にかけて約 5.2 倍、医療分野では画像診断、および電子カルテに関連したデータ量がそれぞれ 8.9 倍、7.2 倍と大幅に増加し、社会の様々な分野でビッグデータの利用が始まった。医療や農業など、これまで ICT の活用が進んでいなかった領域において、データ活用の実験的な取り組みが始まり、すそ野が広がり始めたことが 2013 年の情報通信白書に記されている。

　一方海外では、2000 年初めにはビッグデータ、データサイエンスといった言葉がマスコミ等でも取り上げられ、データ解析、統計学の重要性が声高に叫ばれた。教育改革もいち早く実施され、1990 年初めからビッグデー

タ時代を見据えたカリキュラム変更を行い、2000年初めにはアメリカ、イギリス、ドイツ、オーストラリア、中国、韓国、シンガポール等の国々で、小学校低学年から、学年をまたいで繰り返し統計の学習が行われるようになった[7]。

ビッグデータの活用

　このように、2013年の時点でわが国のビッグデータの活用は、始まりの段階であったが、その後わが国はどのように変化し、成長したのだろうか。ビッグデータの流通量は拡大し、諸外国並みにデータに基づく意思決定や付加価値創造を成長に結びつけられているのか。医療分野のビッグデータは有効に活用されているのか。

　令和4年（2022年）の情報通信白書[4]では、ビッグデータに関する記述は見あたらない。新型コロナウイルスの影響があり「非接触、非対面の生活様式を可能とするICTの利活用が一層進展」し、特に動画配信に関連したデータ量が増加したことが記されている。医療に関しては、時限的、特例的な扱いながらも2020年4月から初診含めてオンラインによる診療・処方が認められ、それまでほとんど実施されていなかったオンライン診療が、2021年6月時点で全診療の15％を記録し、急速にICT化が進んだ。また、医療分野におけるICT利活用の推進に向けて「遠隔医療ネットワークの実用化に向けた研究事業」などの政策が厚生労働省を中心に進められている。

　医療機関においては、レセプトコンピュータ、電子カルテの導入、各種センサーデータの蓄積に加え、オンライン診療や遠隔医療に関連して画像データの活用も進み、部署間でのデータの共有のみならず施設をまたいだ

情報の共有やナショナルデータベースの構築及び利用も可能となった。医療分野でのビッグデータは、リアルワールドデータとも呼ばれ、これまでの臨床試験の結果データの分析とは異なる解析手法も必要となっている。リアルワールドデータの分析では、臨床試験のように厳格に管理された環境の下で、分析者が介入したデータのみを扱うのではなく、様々な情報源から日常的に収集された患者のデータを扱う。そのため、性別や年齢、食生活、喫煙の有無などと同様に、治療法についても結果に影響する原因（説明変数）として分析を進めることが必要となる。大量のデータを利用する機会が得られたと同時に、解析の難易度はあがり、分析者にはより高度な知識が求められる。AIを活用することで、様々な問題解決が可能となった昨今ではあるが、機械学習の技法であるディープラーニングを使えば精度の高い予測が実現できるかといえば、そう簡単ではない。たとえば、人口減少、医療費削減などの課題には、様々な問題が複合しているため、個々の問題へのアプローチが必須となる。

　一般社団法人ヘルスデータサイエンス学会は、2022年11月に第1回学術集会を開催し、「リアルワールドデータからリアルワールドエビデンス創出」をテーマにシンポジウムを開催している。ここでは、医療機関、大学、研究所からリアルワールドデータの解析の方法や課題について報告された。具体的な手法としては「反事実因果モデル」が取り上げられた。例えば、個々の患者が薬Aを飲んだ場合と飲まなかった場合の両方の治療結果を比較することはできないが、「反事実（例：仮に飲まなかったら）」という概念を用いると、因果推論が可能となる。これは、ハーバード大学の統計学者ドナルド・ルービンが1970年代半ばに開発した方法論で「ルービンの因果モデル」とも言われている。ルービンの因果モデルを用いることで、臨床試験のような実験的研究ではない観察的研究であるリアルワールドデータにおいても、条件を揃えることで正しく集団の因果効果を推定

できるのである。

　また、わが国の統計教育は諸外国に 20 年以上の遅れをとり、その差は今なお広がっていることが各国の教科書をみると一目瞭然である[5]。医療分野のみならず、Sociey5.0 時代の日本の将来のためには、幼少期からの統計教育を充実させることは喫緊の課題である。経団連は、ビッグデータによる知識創造がビジネスのみならず市民の生活を左右しかねない Sociey5.0 時代では、次の 7 つのリテラシーが必要と述べている。

- ・　暗記ではなく知識を活用し自分で考える力
- ・　文章や情報を正確に読み解く力
- ・　自らの意思や考えを正しく的確に表現し伝える力
- ・　科学的・論理的に思考する力
- ・　価値を発見する感性、好奇心・探求力
- ・　倫理観
- ・　情報科学・数学・統計・生命科学等の基礎的な知識

おわりに

　医療情報コミュニケーターにとっても、これらの 7 つの力は重要であり、特に「情報科学・数学・統計・生命科学等の基礎的な知識」については、施設ごとに異なる電子カルテデータの標準化、レセプト、健診結果データベースの整備・共有などのインフラ整備やマネージメント、各種ツール、プログラムの開発・提供など、データサイエンスに関わる広い知識を持って社会をリードすることが必要となる。さらには、前述のリアル

ワールドデータの分析など新たな領域への挑戦や新たな知識の創造を担う
覚悟も求められるであろう。

参考文献

1) 奥村（2019）、医療従事者のためのリアルワールドデータの統計解析、
   金芳堂。
2) 佐藤他（2021）、これからの薬剤疫学 - リアルワールドデータからエビ
   デンスを創る -、朝倉書店。
3) 総務省（2013）、情報通信白書平成 25 年度版、https://www.soumu.
   go.jp/johotsusintokei/whitepaper/index.html（2023 年 1 月末現在）
4) 総務省（2022）、情報通信白書令和 4 年度版、https://www.soumu.
   go.jp/johotsusintokei/whitepaper/index.html（2023 年 1 月末現在）
5) 西村・深澤他（2022）、算数・数学の教科書の世界的潮流に関する調査
   研究、https://textbook-rc.or.jp/outcome/（2023 年 1 月末現在）
6) 深澤（2007）、初等・中等統計教育カリキュラムの国際比較研究、
   ニュージーランドにおける統計教育カリキュラム、深澤 弘美、日本数
   学教育学会誌 /89 巻（2007-2008）7 号 P．39-48
7) 横田（2022）、電子カルテデータ解析 - 医療支援のためのエビデンス・
   ベースド・アプローチ -、共立出版。

5. 医療系大学で情報学を学び・研究する意味

東京医療保健大学医療保健学部医療情報学科　教授　今泉　一哉

はじめに

　今日は「医療の近未来～ 2030 年に向けて～」という大きなテーマで、学科紹介とともに医療の近未来について話をさせていただきます[*1]。私は、医療保健学部・医療情報学科の今泉一哉と申します。医療人間工学やバイオメカニクス研究を専門としており、医療シミュレーション教育の研究や、VR 街歩きリハビリシステムの研究などを行っています。

なぜ医療情報学科なのか？

　医療情報学という分野は非常に広い分野なのですが、医療情報学を医療の大学で学び研究する価値を考えたいと思います。
　こちらの動画[*2]では、政府がSociety5.0 の考え方として一歩先の未来を示しています。ここでは、ウェアラブル端末での健康予測、日常的な生

[*1] 本原稿は、2020 年 6 月に配信した高校教員向けの講演の内容です。
[*2] 「https://youtu.be/MD6qF63adjE」

体モニタリングやICTによる遠隔診療、VRやARによる患者説明などのテクノロジーによる人間中心社会の実現が描かれています。夢物語にも感じますけど、医療の近未来として国が掲げている方針です。このような未来が目指される理由に、人口構成の変化があります。昭和30年代には、生産年齢人口が約5500万人、高齢化率は5.3%でした。その後、昭和50年には生産年齢人口が7500万人、高齢化率は7.9%、そして令和2年は生産年齢人口が7600万人、高齢化率は27.8%となっています。30年後の令和32年には、生産年齢人口が約5500万人、高齢化率は35.7%と予測されています。つまり、令和の時代は生産年齢人口が急激に減少し、高齢化が進む時代となります。別角度でこの状況を説明すると、現在高校3年生の人が27歳になるころには高齢化率が29%近くになり、47歳になるころには高齢化率は39%近くになるということで、今の子供たちは、超高齢化社会を生きていくことになります。今後、増える年金受給者を少ない生産年齢人口が支える構図が待っています。

しかしこのように生産年齢人口が減り、高齢化率が上がったとしても、新たなテクノロジーによって人の暮らしを支え、あらゆる社会問題を解決できるかもしれません。歴史を振り返っても、過去に想像もできなかったことが現在できるようになっている例はたくさんあります。厚生労働省は、2040年を展望し、誰もがより長く元気に活躍できる社会を目指しています。具体的には、現役世代が急減してもより少ない人でも回る医療・福祉の実現、そして健康寿命を75歳以上に伸ばすために疾病予防、介護予防、フレイル予防などの推進、そしてロボット・AI・ICT等の実用化推進、データヘルスなどの改革プランが目指されています。データヘルス改革とは、健康寿命延伸に向けた取り組みであり、ゲノム医療やAI活用の推進、自身のデータを日常生活改善等につなげるPHR（Personal Health Record）の推進、データベースの効果的な利活用の推進などがあ

り、今後より一層必要とされています。

医療情報学科の紹介

　医療情報分野のポイントは2つあり、1つが成長性、もう1つが普遍性です。医療保健・ヘルスケア・健康分野は成長性、情報科学や技術、データサイエンスの分野は普遍性がポイントとなります。医療情報学科で育成しようとしているのは、幅広いフィールドで「情報」を武器に活躍する人材です。例えば、医療情報システム開発エンジニアや診療情報管理士などが代表的な職業ですが、直近5年間の卒業後の就職率は98.1%、一番多い就職先がFUJITSUやSoftBankなどのIT・システム分野の51%、次いで国立国際医療研究センターや日本赤十字社医療センターなどの医療機関が19%となっています。

医療情報学科の学び

　医療情報学の基本的なイメージは、診断や検査などの多様な医療場面を、情報学の分野手法からアプローチすることです。たとえば、遠隔やAIでの診断、医療ビッグデータの分析によって新たな治療法を開発する、生活をモニタリングして病気を予防するなどの技術が医療情報学に求められます。

　また本学科では、2016年から「医療情報2.0」という新しいカリキュラムを展開し、専門性の深化のための履修モデルの明確化や、到達レベルの可視化・実質化を進めています。授業科目としては、ハードウェアやプログラミングなどの情報技術分野、解剖生理学や臨床医学などの医学・医療分野、生体情報処理や医用画像処理工学などの統合分野の3つに分かれて

います。ハードウェアの授業であれば、PCを実際に組み立ててコンピュータの仕組みを理解する授業があります。また、プログラミングを用いてスマートフォンのパラパラ漫画アプリを作ったり、ロボットを動かしたりもしています。そして医学・医療関連の専門科目では、座学以外にも、ロボット患者を用いた循環器の学習も行っています。

　教育課程の流れは、1、2年次は全員が共通の科目であるプログラミングやデータサイエンス、公衆衛生学等を学び、そこにプラスして専門コースの科目を学びます。3年次、あるいは卒業時には、ITパスポートや診療情報管理士などの様々な資格に必要な基本知識を習得している状態を目指しています。

 ## 転機

　さて、今まではこのような教育内容でやっていましたが、あることが転機となって変革を余儀なくされました。ご存じの通り、COVID-19の感染拡大です。人間の生活は、人口が集約することで労働生産性が上がり発展してきた歴史があります。しかし、COVID-19は人口密度が高ければ高いほど感染率が高いため、「とにかく距離をとりなさい」と、ソーシャルディスタンスが必要とされ、これまでの人間の発展の歴史とは逆の流れを生み出しました。

　私たちは、コロナが流行りだした2020年の3月には登校自粛とオンライン授業の導入を決めたので、比較的早い対応だったと思います。学科長からの大きな指示は「ネットワーク環境による問題で一人もおいていかない」「遠隔環境でも学生の学習習慣をつける」というものでした。私たちは通信環境調査から始まり、学修内容の精査をしたうえで授業内容の組み換えを行いました。同時に、教員間でもなるべく頻繁に情報共有をし、一

体的な情報発信をしていきました。履修登録や授業計画の説明などの情報発信も全てオンラインで行いました。結果として、１年生は４月は２回の通学のみ、２年生以上は４月は１回の通学のみという状況になりました。これまで行っていた実習形式の授業はできなくなったので、動画を見ながらプログラミングの練習をできるようにしたり、支給したパソコンをつかってそれぞれが調べたりするような授業になりました。一人一人がプログラミングでゲームをつくり、それの発表会もしました。もちろんゼミも遠隔でやり、Unity の授業動画やスラックを使っています。４年生は就活の情報共有も必要なので、Zoom を活用しています。日頃のサポートとして、テレビ会議のシステムを使って質問できる状態をつくっています。学生の声としては、「対面のほうが質問がしやすい」という人もいれば、「今のままでも良い」という人もいて、およそ半分ずつでした。「授業は段々と難しくなるので、それに合わせて対面授業のほうが良い」という意見もありました。

　様々な取り組みを通して、「意外にもやってみればなんとかなる」という体感で、むしろメリットもありました。だからこそ、コロナ禍が終わって対面形式に戻った時、その価値を感じるような授業構成を考えていかなければいけないと思っています。

ヘルスケアに関する情報学のニュース

　現在、日本では、画像診断が急速に進んでいます。また初診から遠隔診療ができるようにもなっていますが、注目されているのは遠隔 ICU です。これはずいぶん前からアメリカでは始まっていたことですが、日本でも最近始まりました。また、遠隔診療記事・遠隔調剤、SNSラインをつかった医療ビッグデータの解析なども始まっています。

　ということで、COVID-19 によって皮肉にも、2030 年を目処に目指されていた Society5.0 時代のヘルスケアは、多くのことが技術的には既に可能だったことが発覚しました。ただ、5 年前だったら違っていたでしょう。なぜなら、現代はスマートフォンなどの通信インフラの整備が進んでいて、スマートフォンをほぼ全員が持っているからこそ遠隔医療も遠隔授業がここまでできたわけです。

情報技術の未来

　今年の 4 月に、計測自動制御学会の会誌に、「保健医療介護における情報技術の未来」というテーマで特集を組ませていただきました。内容としては、モニタリングの話、介護の話、VR の話、健康プラットフォームなどの様々な内容を扱いました。この中で私たちは、「医療の進歩は感染症の対策から生活習慣病の予防へと変わりつつある」という内容を書き始めていたのです。しかし COVID-19 が発生して、「あれ、感染症の歴史が終わったと思ったのに振り出しにもどりつつあるな」となったのです。ただ、医療技術が進歩しつつも人の老化や死は自然な姿なので、過度に AI に期待をせず、Well-being の精神を大事にしたいと考えています。

　人工知能や IoT はすでに真新しくはないものです。実は 2019 年の 10 月の段階では、人工知能は「幻滅期」にあたります。つまり、「過度な期待のピーク期」を終えてみんなが技術に飽き始める時期です。この研究によると、今後はブロックチェーンやクラウドソーシングの発展、そして、ウェアラブル・デバイス、ソーシャル・アナリティクスなどが展開され、いずれ安定期へと入っていく予測です。

　近年の流れとして経済産業省が掲げているのは、「デジタル・トランスフォーメーション（DX）」が必要であるということです。多くの経営者

が、将来の成長や競争力強化のために、デジタル技術を活用して新たなビジネス・モデルを創出し柔軟に改変する DX が必要なことを理解しています。しかし、既存システムのブラックボックス化や複雑化の問題がある限り DX は実現できず、そうなると 2025 年以降、年間最大 12 兆円の経済損失が生じると言われています。これまで、この「2025 年の崖」を克服するためには、2025 年までにシステム刷新を集中的に推進する必要があると言われていました。しかし、この DX 施策がコロナによって急速に進んだのです。つまり、新型コロナウイルス感染対策が、IT 戦略遂行の加速要因となったのです。

　ただ、この状況は諸刃の剣とも言えます。アメリカでは、心臓移植をすることによって生存率が高くなる人とそうではない人を人工知能が比較し、移植対象者を決める技術があります。これはある意味で、生存確率が高くないと判断された人は心臓移植をされないということになり、人工知能が命の選別を行っている状況です。また、韓国や台湾では IT を使って感染拡大対策を効果的に行ったと言われています。しかしこれは、膨大な個人情報を管理したことで達成できていることであり、個人の位置情報や購入履歴、購入場所などを政府が管理することで感染者の動きを把握しているのです。倫理的に日本でも同じことができるかどうかは、今後議論が必要になるでしょう。また、デジタルメディスンというデジタルデバイスが組み込まれた技術による医薬品も注目されていますが、同じように議論が活発化していくでしょう。

　With コロナ時代に私たちが進む方向を考えると、デジタル化が進み、それにともない技術者に求められるスキルが変化します。つまり、「高速仮説検証サイクル」が中心とはなりますが、人間中心のカルチャーマインド（創造性・人間性）なども重要になっていきます。このような状況を踏まえて私たちのビジョンとしては、今後は Ver.2.1 としてカリキュラムを

見直し、一歩先の医療保健の創造を目指していきます。

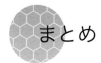

まとめ

　今後も社会と医療のデジタル化は加速していきますが、AI や IoT はすでに「普通」の技術と捉える段階です。その振興には人材確保がカギになります。私たち医療情報学科では、基本的な技術の育成はもちろんですが、「人間を中心に技術や社会を捉える力」を育てていきたいと考えています。

　本学科では、2023 年 4 月より新しいカリキュラムで教育を開始しました。

6. 一歩先の医療保健とデジタルトレンド - メタバースが変える新たな学びのカタチ

NTT コミュニケーションズ株式会社　ビジネスコンダクター　渡辺　郁弥

はじめに

　昨今、メタバースという言葉が世間でも注目されており、学校現場や医療保健の世界においてもメタバースが浸透していくことが予想されます。そこで今回は近年のデジタルトレンドを見据え、メタバースを題材に「一歩先の医療保健とデジタルトレンド」としてメタバースが変える新たな学びのカタチとそれらを活用することでどのようなことが期待できるのか、事例を交えながら考えていきます。

デジタルトレンド

　まず、世の中の動きとデジタルトレンドについて見てみましょう。

　近年の政府の動向として、経済発展と社会的課題の解決を両立する人間中心の社会という意味で、Society5.0 が提示されています。

　Society5.0 とは、AI、IoT、XR などのデジタル技術やビッグデータなどをあらゆる社会や産業に取り入れて、これまでの人類社会をより豊かに発展させていく新しい時代のことを指します。

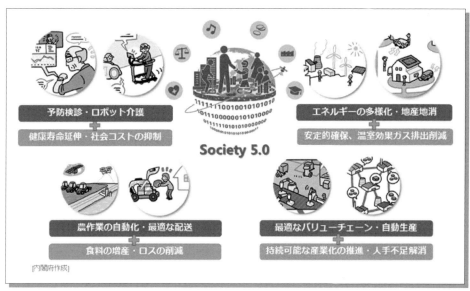

出展：内閣府 Society5.0

図 1

　Society5.0 時代では、データやデジタル技術の活用である DX（デジタ
ルトランスフォーメーション）によって、他者と協業しながら新たな価値
創造を生み出していく必要があると言われ、徐々に私達の生活にも DX が
浸透しているといったことが見受けられます。私達の生活にも DX が浸透
していると述べましたが、そもそも DX とは何かについて見ていきます。

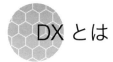 ## DX とは

　DX とは、経済産業省の解釈では、企業がビジネス環境の激しい変化に
対応し、データとデジタル技術を活用して、顧客や社会のニーズをもとに
製品サービス、ビジネスモデルを変革するとともに、業務そのものや組

織、プロセス、企業文化風土を変革し、競争上の優位性を確立するものとされています。

　要約すると DX とは、データやデジタル技術を使って、事業や組織・社会に劇的なインパクトを与えることで、世の中をより良くしていくことと表現できます。もう少し分かりやすくイメージしていただくために DX を推進している優れた日本の企業をご紹介します。

　DX を取り入れている企業の中で特出している企業が中外製薬です。

　中外製薬は、AI やロボティクスなどを活用して革新的な新薬の創出に向けて活動し、日常の実臨床の中で得られる医療データ、いわゆるリアルワールドデータを解析活用することで医薬品の承認申請の効率化や最適な治療の探索と提案など、今までできなかったことができるようになる世界を目指しています。そのような取り組みの結果、社会を変えるヘルスケアソリューションを提供するトップイノベーターとして、経済産業省と東京証券取引所と情報処理推進機構の 3 者が共同で開催している DX 銘柄2022 において、見事グランプリを獲得した企業の 1 つです。

　このように中外製薬をはじめとして DX に取り組んでいる先進的な日本企業というのは数多く存在します。しかし、日本企業の DX 化というのは世界的に見るとまだまだ後れをとっていると言われているのが現状です。海外では DX を早期に完了させ、その次を模索し始める企業が出てきています。

　ガートナーの調査によると、2023 年の中心テーマは AI などのテクノロジーの"最適化"によってコストを削減し、テクノロジーの"拡張"によって成長を加速させ、メタバースなど新たな機会へチャレンジして"開拓"することで DX を実現させていくことが、トップトレンドになっていくと言われており、それらに加えて 2023 年は"持続可能性"という大き

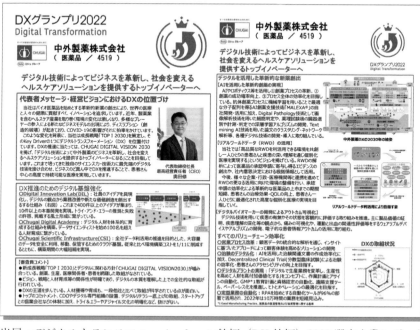

出展：デジタルトランスフォーメーション銘柄（DX銘柄）2022選定企業レポート

図2

なテーマを踏まえた戦略が求められていくとされています。

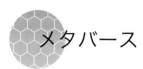

メタバース

　それでは、2023年のトップトレンドの1つであるメタバースについて述べていきます。

　まずメタバースとは、経済産業省における仮想空間の定義によると、多人数が参加可能で、参加者がその中で自由に行動できるインターネット上に構築される仮想の3次元空間のことを指します。

　わかりやすく表現すると、「あつまれどうぶつの森」などのオンライン

ゲームのように、ユーザーはアバターと呼ばれる自身の分身を操作することで、仮想空間内を自由に移動し、他のユーザーとの交流を可能にすることと言えます。

　近年では仮想空間のみの交流にとどまらず、リアルとバーチャルの融合のようにメタバースの解釈が拡張していると言われています。メタバースとは、現実世界と仮想世界を繋ぐもの、そしてそれらはテクノロジー技術の進歩によって実現していくものであるというような定義や解釈が各企業から出ており、多種多様なものとなっています。

　それではなぜ、今メタバースに注目が集まっているのかについて見ていきます。

　メタバースが注目されている背景としては、コロナ禍によってオンライン環境の普及が劇的に進んでいるという世の中の流れが追い風となって、オンライン空間の豊かなコミュニケーションや多様な体験を実現できるようにと期待をこめてメタバースに注目が集まっていることが挙げられます。

　次に、メタバースでの体験を実現する手段として、VR・AR・MRといった技術の総称であるXR技術の発展によってコミュニケーションが活性化しているというところも大きな要因です。例えば、VRヘッドセットによって仮想空間に没入できるようになったことで、仮想空間内におけるコミュニケーションの幅が広がったことが挙げられます。

　そして、メタバースの中で経済活動ができる技術が発展したことによって、メタバース経済圏が生まれ、メタバース上での経済活動が多様化・大規模化することが期待され、様々な企業がメタバースに参入を表明していることが挙げられます。

　メタバースに参入を表明している企業の代表例として、Facebookが社

名を 2021 年 10 月にメタプラットフォームズに変更したことは記憶に新し
いのではないでしょうか。社名を変更するほど、メタバース事業への関心
度合いの高さがうかがえます。

　また、NTT グループも早くからメタバースに着目しており、NTT コ
ノキューという会社を設立し、2022 年 10 月 1 日より事業を開始しました。

　このように多くの企業がメタバース事業に参入していることから、メタ
バースという存在は企業にとっては旨みがあると言えます。端的に述べる
と、メタバースの世界市場は桁違いに膨大で、ビジネスチャンスが大きい
ことが挙げられます。

　総務省の調査によると、メタバースの世界市場は 2021 年に 388.5 億ド
ルだったものが、2030 年には 6,788 億ドルまで拡大すると予想されてお
り、メディアやエンターテイメントだけではなく、教育、医療現場など

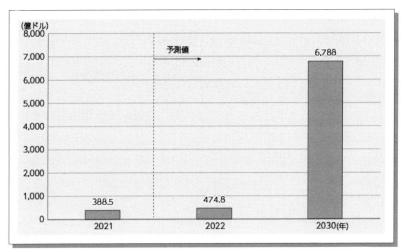

出展：総務省 令和 4 年度情報通信白書

図 3

様々な領域で活用されることが期待されています。

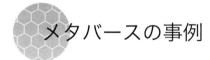
メタバースの事例

　次からは実際に教育の世界にメタバースを活用するとどのようなことが実現できるのか、具体的な教育事例をご紹介します。

　まずは、メタバースで「未来の学び」を創造した「XR 学祭」です。学校からも関心が高いメタバース領域において、時間と空間を超えた新たな学校体験を先生・子どもたち、教育現場に届けたという想いから、2021年 3 月に「XR 学祭」を開催しました。全国の小学校・中学校・高等学校・専門学校・大学から 5 校が参加し、VR 空間上に先生・子どもたちが思い描いた未来の学校を創作・展示して交流を行いました。

　また、お陰さまで好評をいただき、2023 年 3 月に 2 年目となる「XR 学

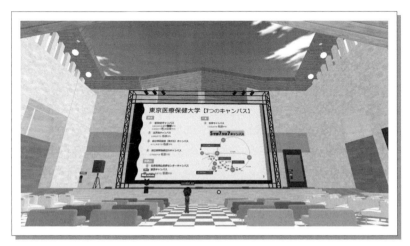

出展：XR 学祭 2023 東京医療保健大学

図 4　東京医療保健大学の XR 学祭 2023 出展光景

祭2023」を開催しました。小学校から大学院まで、北海道から九州までの様々な年代・地域から7校の先生・子どもたちが参加し、東京医療保健大学もメタバースを活用して一歩先の医療保健の世界をプレゼンしました。

　次に、メタバースで「自分らしさ」を考えるVRワークショップ in XR学校のご紹介です。

　メタバースを活用した学びの可能性を模索するため、メタバース×探究学習をテーマに、VR空間で学び合うイベントを開催しました。全国各地から6校、総勢16名の生徒が参加しました。

「自分らしさ」に関する動画を観ながら自己と向き合い、「地域や地元の魅力」とは何か？について、同世代の生徒の皆さんと協働して体験学習を行いました。

　メタバースを活用した探究学習は、匿名で参加できることで心理的安全性が担保される、より深く自分と向き合い、安心安全な環境下で自己探究ができるため、メタバースと探究学習は親和性が高いことが確認できたよい事例となりました。

　今回は、「自分らしさ」「地域・地元の魅力」について学びましたが、今後は海外と繋がって自己紹介や自国の魅力について語り合うことで、他者を認める力を育むという視点も期待できると考えています。

　これらの事例からわかるように、教育の世界にメタバースを活用することで距離、時間、物質などあらゆるリアルの限界を超えた仮想世界の活用は、授業や実習など様々な領域で幅広く活用できる可能性を秘めていると言えるのです。

課題と展望

　それでは、本題である「メタバース×一歩先の医療保健」について、医療保健の抱えている課題と今後の展望も踏まえて見ていきます。

　まず、我々が住む日本は世界でも類を見ない長寿国であり、世界に誇る安心・安全社会を実現している一方で、国民医療費が財政の面で大きな負担になっていたり、医療機関へのアクセスのしやすさ、医療資源の質量にばらつきがあったりと、地域格差というものが存在しています。医師などの技術的格差も課題となっており、地方や小規模な医療機関では特定の疾患に対応できる専門医を常時確保することが難しいという現状があります。

　このような医療保健に関する社会的課題の解決に向けてデジタル技術が大きく貢献すると言われています。

　例えば、医療の地域格差の解消には、メタバースなどを活用して、対面に近いオンライン診療や対面を凌駕する遠隔診療での服薬指導などが可能になり、医療の地域間格差の解消に繋がると期待され、医師や看護師、理学療法士などの様々な医療関係者というのは実践的体験的な知識知見技能というのが必要となる中、これらの学習にメタバースXRを活用することで、医療スキルの平準化にも役立ちます。

　近年では、看護教育において患者からの視点体験をVR上で行って、患者側の視点から客観的に見ることで、看護の質を向上させるという取り組みが行われ、XRを活用した体験型の教育というのは、ますます理学看護の教育においても普及していくようになっていくと予想されます。

　それでは、ここから一歩先の医療保健に関するメタバースの先進的な事例をご紹介します。

　ドコモビジネスは、医療業界では初となる看護部長、看護師長が看護師に対する効果的なコミュニケーションを学ぶためのVRコンテンツを提供しました。

　このコンテンツでは、看護部長が看護師長と行う面談を事例として、上司が部下に対して行う良い悪いといったコミュニケーションを視聴することができます。受講者は視点の切り替えによって、看護部長、看護師長の二つの目線で面談を追体験することが可能で、質問の仕方、話の聞き方など、相手の悩み事、心配事を効果的に汲み取るための有効なコミュニケーションスキルが自然と身につき、身につけたスキルをもとに部下である看護師とコミュニケーションをとることで、看護師の心理的な負担軽減に繋がることが期待されています。

　次の事例は、メタバースを活用した不登校児童生徒のメンタルヘルスケアの取り組みのご紹介です。ドコモビジネスは、熊本市教育委員会が運営する不登校児童生徒の学習や社会的自立をオンライン上で支援するプラットフォーム「フレンドリーオンライン」の充実化に取り組んでいます。

　文部科学省事業の一環として、仮想的な教室に入室して児童生徒が楽しく参加・交流できる「バーチャル教室」を運用しています。「バーチャル教室」とは、「フレンドリーオンライン」に参加する児童生徒がオンライン上で自由にコミュニケーション可能な空間の総称です。集団生活への慣れやコミュニケーションに対する児童生徒の不安軽減を目的としています。

　今後は、オンラインを活用した不登校支援の1つのモデルとして、3D空間に立体的に再現されたバーチャル教室やオンライン社会科見学など、学校生活をより充実させるオンライン学習環境の実現を目指しています。

　数々のメタバースを活用した一歩先の医療保健の先進的な事例をご紹介しましたが、これらの事例からもわかるように一歩先の医療保健というの

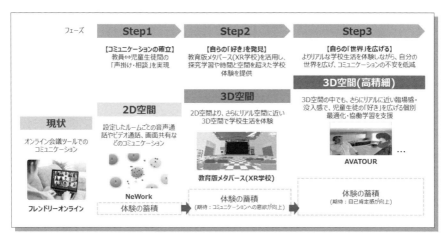

出展：文部科学省 令和4年度 次世代の学校・教育現場を見据えた先端技術・教育データの利活用推進事業　成果報告会（熊本市教育委員会）

図5　メタバースを活用したバーチャル教室イメージ

は、もうすぐ目の前まで来ていると言えるでしょう。メタバースは医療保健の課題を解決する大きな期待が込められているのです。

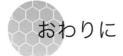

おわりに

　ここまで、デジタルトレンドや活用事例などを主に述べてきましたが、デジタル技術が何でも解決できるのかというとそうではありません。

　真に大切なことは、冒頭でご説明したSociety5.0時代では、日々進化するデジタル技術などを社会や産業に取り入れて、これまでの人類社会を発展させていく役割を担うのは我々人間です。デジタル技術というのは主役ではなく、あくまで手段であることを念頭において、一歩先の医療保健を担うのは人間であると自覚を持つこと。さらに言えば、これからの医療保健を担っていくのは学生の皆さんであるということです。

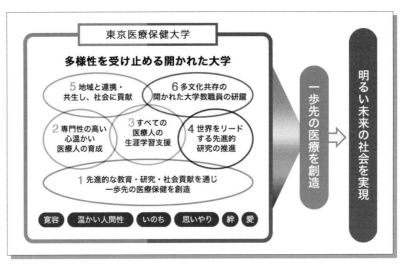

出展：東京医療保健大学 ビジョン

図6　東京医療保健大学ビジョンイメージ

　多様な価値観を尊重し、一歩先を歩み続ける開かれた大学を目指し、全学一丸となって教育研究社会貢献を取り組み、明るい未来の医療保健を創造していき、各技術の発展やグローバル化など、急激に変化する社会の期待に応え続けていくためにも、デジタル技術をうまく活用しながら、一歩先の医療を創造できるそんな人材になっていただきたいと考えています。（2023年2月24日の講演を再掲しました）

7. IBM におけるヘルスケア・ライフサイエンスの取り組み

日本アイ・ビー・エム株式会社　理事・パートナー／
東京医療保健大学　客員教授　**先崎　心智**

はじめに

　本日は、IBM におけるヘルスケア・ライフサイエンス領域での取り組みとして、メディカル・メタバース、医療 AI、そして産学連携によるヘルスケア・エコシステム事業化の具体例をお話しします。まずは、IBM の紹介、及びヘルスケア・ライフサイエンス事業の紹介から始めたいと思います。

IBM の紹介

　IBM は 1911 年に創業し、1964 年に世界初の汎用コンピュータをつくりました。今では信じられないかもしれませんが、昔は一つのコンピュータで一つの仕事しかできませんでした。この汎用コンピュータの開発によって、一つのコンピュータで科学技術計算から商用計算まで色んなことができるようになりました。1969 年にはアポロ計画で人類初の月面着陸をシステム面で支援しました。それから、今では当たり前にあるバーコードの開発。また、比較的最近では、IBM の人工知能がチェスやクイズの世界

チャンピオンに勝利したというニュースをご存知の方もいらっしゃるかと思います。一方、日本 IBM は、「日本ワットソン統計会計株式会社」を前身として横浜で 1937 年に創業しました。1964 年の東京オリンピックでは、初のリアルタイム集計システムをつくりました。1965 年にはオンライン勘定システムを日本で初めて手がけました。また、IBM は R & D（研究開発）にも力を入れていて、基礎研究の拠点が世界 12 カ国にあり、日本にも東京基礎研究所があります。米国特許取得件数は 2021 年まで 29 年連続 1 位、2021 年の米国特許取得件数は 8,682 件です。ノーベル賞受賞者も過去に 6 名輩出していて、先進技術の研究開発を行っています。

　さて、私が所属する IBM コンサルティング事業本部は、企業やガバメント向けのサービスを提供しています。例えばシステムの開発を行ったり、AI をつくったり、もしくはヘルスケア事業のコンサルティングを行

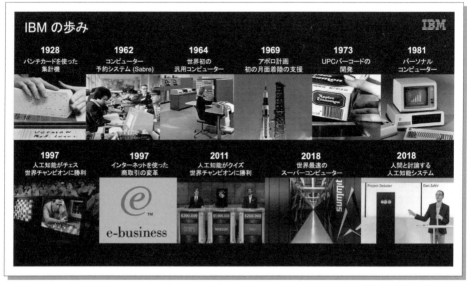

図1　IBM の歩み

います。研究部門とも密に連携しており、一緒にプロジェクトを実施することもあります。

　IBM コンサルティングが注目している先進 IT は大きく分けて 10 分野あります。今後 2、3 年のうちに普及が見込まれる 10 の先進 IT を紹介します。

　1 つ目がリアルとデジタルを横断してエンド to エンドで体験を構築する「トータル・エクスペリエンス」。2 つ目が企業を越えてあらゆる業務プロセスを自動化・モニタリングする「ハイパー・オートメーション」。3 つ目が産業全体で企業を横断して様々な業務機能を部品化し、それを組み合わせることによって新しい業務機能をオンデマンドに組成する「インダストリー・プラットフォーム」。4 つ目が最近注目度が高まっている地球環境やグローバル社会の持続可能性を高めるための「サステナビリティ・プラットフォーム」。5 つ目が AI をエンタープライズワイドに活用するための「エンタープライズ AI」。6 つ目が企業の内外に関わらず分散したデータをビジネス用語として仮想的に連携・検索するための「インテリジェント・データ・ファブリック」。7 つ目がソースコードをほとんど、あるいは全く書かず開発ができる「ローコード／ノーコード開発」。8 つ目がクラウドの中で使われている技術をクラウドとオンプレを意識せずに使える「クラウドネイティブ・プラットフォーム」。9 つ目がエッジで取得した多様で膨大なデータをリアルタイムに活用する「IoT& エッジ」。そして最後に、自律的にセキュリティを守って処理を行う「オートノミック・セキュリティ」。

　これら 10 の技術分野をより詳細な関連技術に分けることができます。そうした関連技術を 2 〜 3 年後には普及しているもの、3 年〜 5 年後には普及していると思われるもの、5 〜 10 年後に普及していると予測しているもの、というように技術のロードマップを作成してソリューションの開

発を行っています。

　これら10の技術分野を組み合わせて、私たちがどういった世界観を実現しようとしているか説明します。自律的に判断し最適化することを狙いとしているのが、「エンタープライズAI」と「インテリジェント・データ・ファブリック」、「ローコード／ノーコード開発」。組織を越えて繋がり、共有することを目的としているのが「ハイパー・オートメーション」や「インダストリー・プラットフォーム」、「サステナビリティ・プラットフォーム」。IT環境にとらわれない世界の実現を目指しているのが「IoT&エッジ」、「クラウドネイティブ・プラットフォーム」、「オートノミック・セキュリティ」。リアルとデジタルを結ぶことを目的としている「トータル・エクスペリエンス」。これらを通して、リアルとデジタルが一体化した世界を目指しています。

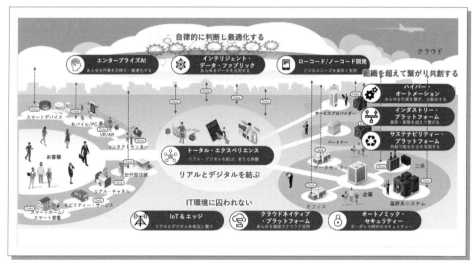

図2　先進ITで実現する、リアルとデジタルが一体化した世界

ヘルスケア＆ライフサイエンス事業の紹介

　次に、私が担当している「IBM ヘルスケア＆ライフサイエンス事業」について説明します。「ヘルスケア」部門では、主に大学病院などの大規模病院向けに電子カルテや AI などのサービスを提供しています。一昨年の３月には、国内初、国立大学病院でパブリッククラウド上での電子カルテシステムを稼働しました。医療をメインとしたデータ基盤を中心として、病院のデータだけでなく、PHR データなども連携したデジタルヘルスケアサービスを開発・提供しています。また、「ヘルスケアエコシステム」部門では、産業を横断してヘルスケアビジネスの新規事業開発を行っています。「ライフサイエンス」部門では、主に製薬企業や医療機器メーカーを中心に AI やブロックチェーン、ウェアラブル端末などを使ったソリューションの開発や DX (Digital Transformation) のコンサルティング

ミッション
テクノロジー・社会・規制の共創型イノベーションを促進し、人類の疾病征圧・障害克服・豊かな健康社会の建設に貢献する

ヘルスケア
大規模病院向けの電子カルテ(CIS)の導入とデジタルサービス開発

- 国立大学病院初のCISクラウド提供
- 医療データ基盤の構築・FHIR連携
- 病院データ・PHRデータを活用したデジタルヘルスサービスの開発

ヘルスケアエコシステム
ヘルスケア・ライフサイエンス連携によるシナジー効果の創出、病院、製薬、IBMによる3社共同研究

- 保険、銀行、車、家、流通など業界横断のヘルスケアビジネス推進
- 産学連携でのヘルスケアAI研究開発
- ヘルスケアAIの共有・実用化に向けたデジタル・サービス・プラットフォームの構築

ライフサイエンス
RWDアナリティクスやデジタルソリューションの導入コンサルティング、SI（システム・インテグレーション）

- New Normalにおける企業バリューチェーン横断でのDX推進
- AI、ブロックチェーン、ウェアラブル、ハイブリッドクラウド、量子コンピューティング等を活用したライフサイエンス・ソリューションの開発・提供

図3　IBM ヘルスケア＆ライフサイエンス事業のご紹介

を行っています。

　また、業界標準化という観点からは、保健医療福祉情報システム工業会 (JAHIS) の中での活動も行っています。最近は、電子処方箋の取り組みも始まっています。昨年の 10 月末から電子処方箋のモデル事業として全国 4 地区で行われ、今年 1 月 26 日からは実際に運用が開始されています。HL7 FHIR も最近増えている取り組みの一つです。例えば、保険会社と病院の間の診断書のやり取りを紙ベースではなく FHIR を活用してデジタルで連携することができます。複数の病院間で電子カルテが違うことがありますが、同じ FHIR 規格を使うことで、症例データの作成・共有も可能になります。

　AI 分野では、内閣府が主導している戦略的イノベーション創造プログラム (SIP) の一つである AI ホスピタルで AI システムの開発を担当しています。例えば、カルテ音声入力システムや DNA 検査品質チェック AI、がん治療支援 AI の研究開発などです。

　以上のようにヘルスケア・ライフサイエンスの領域で様々な活動をしていますが、私たちが次世代のヘルスケアとしてどういった方向性を目指しているかお話ししたいと思います。データ活用に関しては、医療データや日常データなどデータが分散している状況にありますが、これからはリアルな世界における EHR/PHR データの連携、そしてデジタルの世界におけるデータも連携する方向に動いていくと考えています。未病・予防においては、それら豊富なデータに基づいた AI による健康アドバイスや疾患スクリーニングの活用が広がっていきます。医療機関の選択においては、これまでは限られた情報から患者が医療機関を選択していますが、データ活用と AI により、患者が抱える疾患リスクに応じて専門医師とスムーズにマッチングできるようになるでしょう。医療機関への訪問も、遠隔機能やメタバース医療により、移動・時間にかかわる患者の負担を軽減するこ

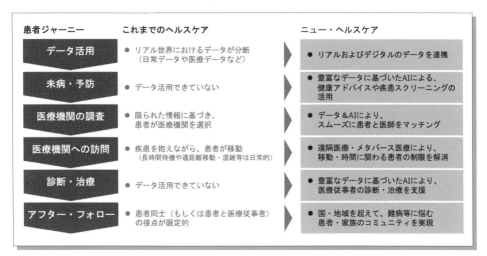

患者ジャーニー　　　これまでのヘルスケア　　　　　　　　　ニュー・ヘルスケア

データ活用	● リアル世界におけるデータが分断 （日常データや医療データなど）	● リアルおよびデジタルのデータを連携
未病・予防	● データ活用できていない	● 豊富なデータに基づいたAIによる、 健康アドバイスや疾患スクリーニングの 活用
医療機関の調査	● 限られた情報に基づき、 患者が医療機関を選択	● データ&AIにより、 スムーズに患者と医師をマッチング
医療機関への訪問	● 疾患を抱えながら、患者が移動 （長時間待機や遠距離移動・混雑等は日常的）	● 遠隔医療・メタバース医療により、 移動・時間に関わる患者の制限を解消
診断・治療	● データ活用できていない	● 豊富なデータに基づいたAIにより、 医療従事者の診断・治療を支援
アフター・フォロー	● 患者同士（もしくは患者と医療従事者） の接点が限定的	● 国・地域を超えて、難病等に悩む 患者・家族のコミュニティを実現

図4　ニュー・ヘルスケアへの変革方向性

とができます。診断・治療に関しては、豊富なデータに基づいた AI により、医療従事者の診断・治療を支援することが可能です。さらにアフターフォローとして、難病患者同士の接点が持ちにくいという課題がありますが、デジタルやメタバースにより国や地域を越えて患者や家族がコミュニティを作りやすい世界になっていくと考えています。

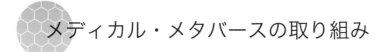

メディカル・メタバースの取り組み

　それでは、3つほどテーマを取り上げて最近の取り組みをお話しします。1つ目は、メディカル・メタバースの取り組みをみてみましょう。

　メタバースが注目され始めた背景として、モノ消費から体験消費の価値が高まっているにもかかわらず、コロナの影響でなかなか体験消費ができない状況の影響があったと思います。コロナ禍も徐々に収束し始めていますが、また次のパンデミックが起こる可能性もあります。そのような状況

でバーチャル体験への期待が高まっている側面があります。メタバースの3つの効果として、1つ目は「新しいコミュニケーション」。画面越しの対話とはまた違い、同じ場所にいるかのように臨場感がある空間で交流することができます。2つ目は「新しい体験」。あたかも現実であるように感じられる没入感の高い空間で、現実ではありえないような全く新しい体験の創造が可能になります。3つ目は「業務効率化」。習熟度の低い作業者のためのガイドや遠隔からの支援など、業務の効率化を図ることが可能になります。

　メタバース医療に期待されている具体例をいくつか挙げます。例えば現実世界とは異なる人格のアバターとして活動することによってメンタル障害を抱える患者の症状緩和につながることへの期待。あるいは、生活習慣を変えることがなかなか難しい人が、未来の自分が患う病気を体験することで行動変容のきっかけにつなげることへの期待。また、フレイル・リハビリのように現実世界では身体的に制限がある方がメタバース空間で身体

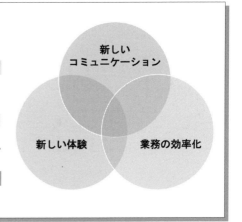

図5　メタバースの「3つの柱」

- アバターを通じたメタバース空間での活動によって、疾患を改善することができる

アバターの位置づけ	効果が見込まれる疾患(例)	疾患改善のための実施内容
現実世界とは異なる人格のアバターとして活動	メンタルヘルス	● 現実世界にて深刻なメンタル障害を抱える患者が、別人格としてメタバース空間で活動することにより、症状改善につなげる
現実世界と同じ人格のアバターとして活動	生活習慣病	● 未来の自分との交流や、未来の自分が患う病気を体験することで、生活習慣を改善するための行動変容につなげる
	フレイル・リハビリ	● メタバース上での活動を通じて、現実世界において身体的に制限のある患者の症状改善につなげる

図6　メタバース医療の適用例（1／2）

- アバターを通じたメタバース空間での活動によって、認知症の早期発見や予防・改善に役立てる

アバターの位置づけ	内容	効果
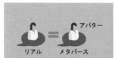現実世界と同じ人物として活動	認知症シミュレーション	● 未来の自分との交流や認知症状態を体験することで、認知症への意識を高め、予防・改善や早期発見のための行動変容につなげる[1, 2]
	思い出回想	● 思い出の場所や人をメタバース上で再現して昔を懐かしむことで脳を活性化、孤独感・気分の落ち込みを改善する[3]
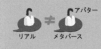現実世界とは別の人物として活動	バーチャル運動会	● メタバース上での没入感の高い運動体験を通じて、高齢者を身体的制限から解放し認知症の進行を抑制する[4] ● 場所や時間を超えて他者とのコミュニケーションを創出することで孤独感を解消し、楽しみや生きがいを提供する

1. Eva M. Wijma , et al. A virtual reality intervention to improve the understanding and empathy for people with dementia in informal caregivers: results of a pilot study, Aging & Mental Health, 2017, 22, 0
2. バーチャルリアリティ(認知症体験事業 報告書 公益社団法人全国老人保健施設協会 2018年 (Accessed 2022-09-20)
3. Lin CX, Lee C, Lally D, Coughlin JF. Impact of Virtual Reality (VR) Experience on Older Adults' Well-Being.
4. Ogawa EF, You T, Leveille SG. Potential Benefits of Exergaming for Cognition and Dual-Task Function in Older Adults: A Systematic Review.

図7　メタバース医療の適用例（2／2）

を動かすことがリハビリにつながるという期待もあります。さらに、認知機能シミュレーションをすることで認知症の予防、早期発見につなげることもできます。思い出の場所や人をメタバース上で再現して昔を懐かしむことで脳を活性化させたり、孤独感や気分の落ち込みの改善が期待できる可能性があります。バーチャル運動会によるメタバース上での没入感の高い運動体験を通じて、高齢者を身体的制限から解放し認知症の進行を抑制することができ、楽しみや生きがいを提供することも期待されています。

医療 AI の取り組み

　2つ目の取り組みテーマは、医療 AI です。これまでの AI 活用は、PoC (Proof of Concept) や特定地域での限定的な活用に留まっているものが多いのが現状です。なかなか本格展開に進まない理由は、コストがかかる、技術者が不足している、十分な量の学習データが準備できない、モデル作成と維持が長期化する、AI の判定結果の説明が困難である、などの理由があります。これらの困難さを解決する新たな AI 技術の開発が進んでいます。例えば、AI 自身が自問自答して自己学習して精度を向上していくセルフラーニングの技術や、AI 間で学習モデルを共有することでデータを共有せずとも複数の施設・企業間で AI を育成することができる連合学習 (Federated Learning) の技術、文章・画像・音楽など AI 自身が新たなコンテンツを作成・創造できる生成 AI の技術、AI 自身がなぜその診断になったのかを説明する信頼される AI (Trustworthy AI) の技術、時間や工数がかかるメンテナンスの部分を AI 自身が行う自動運用の技術 (MLOps, AIOps) などが開発されています。

　5年後くらいには、人間と同じように汎用的に色々なことができる「強い AI」が実現すると言う AI 研究者もいますが、みなさんはどう思いま

これまでPoCや特定分野での活用に留まっていたAIが、今後はシステム全体へ実用化されていく

これまでのAI
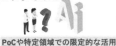

PoCや特定領域での限定的な活用

**AIがPoCから
本格展開に進めない理由 Top5**

1位	AIにかかるコストが多大
2位	AI技術者が不足
3位	十分な量の学習データが準備できない
4位	AIモデルの作成と維持が長期化する
5位	AIの判定結果の説明が困難

IDC: Findings from IDC's Western European Artificial Intelligence Survey, December 2021を基にIBM Consultingが作成

これからのAI

システム全体での徹底したAI活用

AI本格展開を実現する仕組みが実用化

1 AI自身が自己学習
自己教師あり学習
AI自身が自問自答型で自己学習し、AI精度を向上させることで、膨大に必要となる学習データ量を抑制

2 AI間で共同学習
連合学習
AI間で学習モデルを共有する仕組みにより、データを共有することなく、特定のAIで学習させた知見を企業内・企業間で共有可能

**3 AIによる
コンテンツ創造**
ジェネレーティブAI
文章、画像、音楽の作成など、AI自身が新たなコンテンツを作成

4 AI自身が根拠説明
信頼されるAI
中身がブラック・ボックスになりがちな機械学習モデルにおける判断根拠を人間が理解できるように回答

5 AI運用の自動化
MLOps, DataOps, AIOps
工数増大の原因となる、学習モデルの作成から回答精度の維持メンテナンスの一連の作業、またデータを利用できる状態に維持メンテナンスする作業を自動化・効率化

図8　AI 技術の進展

すか。

　次に医療における AI 適用についてお話しします。予防の段階ではゲノムや症状をもとに発症リスクのある疾患や重症化の予測、診断の段階では症状や既往歴、検査結果などから疑いのある病名や推奨検査提示による早期診断や診断の効率化、治療の段階では既往歴・症状・検査結果などをもとに推奨治療や有害事象リスクの提示による治療最適化支援などがあります。

　例えば最近取り組んだ例としては、肝臓病理画像を用いた肝臓がんの発生予測をする AI、肺ＣＴ画像による肺炎の診断を支援する AI、歩いている姿勢や視線の動き、食事をしている様子などから認知症 /MCI の予測をする AI、電子カルテ分析によって COVID-19 や糖尿病の重症化を予測する AI、抗がん剤の最適な適用方法を提示する AI などがあります。

　難病関連支援事業について触れたいと思います。難病は特定するのが難

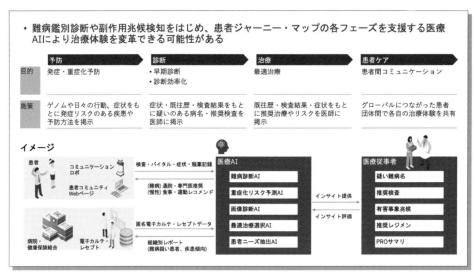

- 難病鑑別診断や副作用兆候検知をはじめ、患者ジャーニー・マップの各フェーズを支援する医療AIにより治療体験を変革できる可能性がある

図9　医療における AI 適用

医療AIの取り組み事例一覧

2022年・2023年の事例

No.	インプットデータ	対象疾患	実施内容
①-1	病理画像	肝臓癌	疾患予測
①-2	皮膚画像	皮膚障害	疾患予測
①-3	CT画像	間質性肺炎	診断支援
①-4	レントゲン画像	高齢者肺炎	診断支援
①-5	レントゲン画像	骨密度推定	診断支援
①-6	病理画像	腎疾患	疾患予測
①-7	MRI画像	慢性腎臓病	疾患予測
①-8	病理画像	悪性リンパ腫	診断支援
①-9	手の画像	膠原病	診断支援
①-10	毛細血管顕微鏡の画像	膠原病	診断支援
①-11	眼底画像等	緑内障、網膜色素変性症等	疾患の原因遺伝子を特定
②-1	歩行、視線、対話、食事、描画	軽度認知障害(MCI)	疾患予測
②-2	表情・音声情報	認知症	認知能力の評価

①画像診断支援　②介護・認知症

No.	インプットデータ	対象疾患	実施内容
③-1	治療後の追跡調査記録	肝癌、胃癌	治療支援
③-2	患者からの問合せ	歯科疾患	患者相談
③-3	熟練医師の診察記録	不妊治療	調節卵巣刺激プロトコルの教育支援
③-4	電子カルテ情報	糖尿病	発症・重症化予測
③-5	電子カルテ情報・気象データ	循環器疾患	発症・重症化予測
③-6	問診情報	irAE(免疫関連副作用)	候補となる疾患及び検査を掲示
③-7	症状・所見	難病	鑑別診断支援
③-8	電子カルテ情報・レセプト情報	遺伝性血管性浮腫(HAE)	疾患リスク・推奨検査
③-9	電子カルテ情報	希少疾患	早期診断
③-10	精神科向け電子・カルテ情報	精神疾患	診断・治療支援
③-11	論文・専門誌医師のトレーニング情報	肺癌、乳癌、直腸癌、結腸癌、胃癌	診断・治療支援医師教育支援
④	膨大な論文	疾患横断	未知の創薬ターゲット発見ドラッグリポジショニング
⑤-1	患者基本情報、遺伝子変異情報臨床試験情報、承認薬情報	急性骨髄性白血病皮膚T細胞リンパ腫	診断・治療支援
⑤-2	幹細胞遺伝子発現データ	N/A	心毒性、肝毒性、腎毒性などの毒性を予測

③診断・治療支援　④医薬品開発　⑤ゲノム医療

図 10　医療 AI の取り組み事例一覧

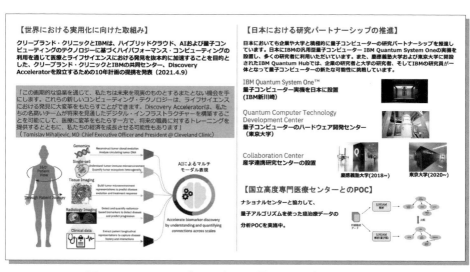

図 11　ヘルスケア分野における量子コンピューティング

しく、初診から自分の難病を特定するまでに 10 年以上かかる場合もあります。そのため、早期に診断して専門医につなげることが重要です。難病プラットフォーム事業と連携して、患者の症状から遺伝性希少難治性疾患診断のための参考情報を提示する AI の開発を行っています。また、量子コンピューティングの分野では、クリーブランド・クリニックとの共同研究や国内アカデミアとの共同研究を通して、病態解明、創薬、新しい治療法の発見などへの量子コンピューティング手法の開発に取り組んでいます。

産学連携による事業化の例

　3 つ目の取り組みテーマは、産学連携による事業化の例です。2023 年 2 月 28 日に、順天堂大学、三菱 UFJ 信託銀行、グローリー、日本 IBM とで記者会見を行ったばかりなのですが、日本初の金融商品適合性チェック

支援 AI アプリを開発し、2023 年 3 月から三菱 UFJ 信託銀行でパイロット運用を開始しました。このアプリ開発の背景としては、2021 年に日本証券業協会では、高齢顧客への勧誘による販売に関するガイドラインについて、認知機能に問題がなければ追加手続きを緩和することが可能になるように変更しました。私たちは、資産運用において年齢によって自由を制限されない社会の実現に貢献したいと考え、表情と音声だけで高齢者の理解力や記憶力を判定するアプリを開発しました。このアプリに組み込んでいる AI は、"認知症か否か"を判断するものではなく、認知機能を 15 段階で測定するものであり、顧客の脳の健康度を考慮した金融商品を提供することができます。AI の開発にあたっては、高齢者 600 症例以上を収集し、パーキンソン病やアルツハイマー病、また健常者などをバランスよく集めたデータから、国内外の心理テストを参考に独自の心理テストをつくり、AI の機械学習モデルの正解値として使いました。AI モデルは、音声と表情を用いた自然な流れで判断が可能となっており、音響と発話内容か

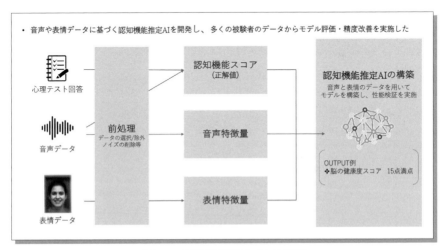

図 12　認知機能推定 AI の開発

ら約 80 個の特徴量、表情では笑顔に着目して約 30 個の特徴量をとらえて認知機能レベルを判定しています。

　今後、パイロット運用により評価・改善方針を策定し、全国の金融機関に向けて展開を図るとともに、他産業への展開・拡張も期待されています。

　このように、医療の世界で研究開発した AI が、社会の様々な産業の中で活用されていきます。「ヘルスケア」を軸にして、産学連携が新健康市場を創造していく例です。

　本日は、次世代ヘルスケアの変革実現に向けた取り組みテーマとして、メディカル・メタバース、医療 AI、認知機能推定 AI の社会実装例をお話しさせていただきました。

（2023 年 3 月 10 日の特別講義をもとに再掲しました）

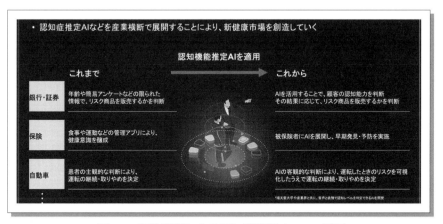

図 13　産学横断による認知機能推定 AI の活用

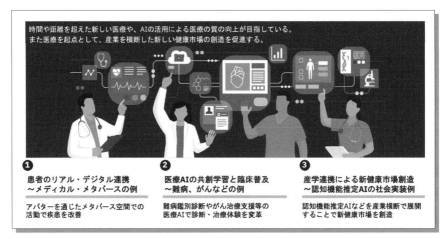

図14　変革実現に向けた取り組みテーマ例

8. ヘルスケア分野における ビッグデータの活用

TIS株式会社ヘルスケアサービスユニット　ヘルスケアプラットフォーム
サービス部セクションチーフ　**福岡　敬真**

はじめに

　今回は、ヘルスケアデータの活用について全体的に述べていきたいと思う。

　はじめに、一般的な話として、まず、保健医療の世界で何が起こっているのかについてご説明していくと、日本では、平均寿命と健康寿命の差というのが社会課題として挙げられ、これまでは国が中心となって健康寿命の延伸に関する取り組みを行ってきていたが、社会保障費の増大や少子高齢化などの問題から、継続的に取り組むことが難しくなっている。そのため今後は民間事業者が中心となって行う公的保険外サービスの推進が強く求められている。

　そのような現状の課題に対して、ヘルスケア分野は何が求められているのかというと、社会の豊かさや生活の質に対する満足度を経済成長の数値だけで測るのではなく、病気や介護という文脈から、ウェルビーイングという従来は見えにくい、いろいろな要素が合わさる概念への関心を高め、中長期的持続的な指標へとシフトしていく必要があるとされている。

　ここからは、ヘルスケア分野において鍵を握るウェルビーイングについ

て、深掘りしていくことで理解を深めていくこととする。

　まず、ウェルビーイングには健康という意味があり、WHOでは、肉体的にも精神的にも社会的にも満たされた状態と定義され、人によって様々な価値観がある中で、セリグマン博士によって、幸福に関して表示できる枠組みがPERMAモデルとして提唱されている。要するに、ウェルビーイングを構成する要素は健診結果やバイタルの状態での健康状態だけではなく、主観的幸福感の五つの領域で定められた物事への積極的な関わり、他者との良い関係、人生の意義の自覚、達成といった要素がバランスよく満たされて、継続している状態こそが非常に重要だという考えで、この五つの要素を新しい尺度としてデジタル技術を活用して可視化できることで、ヘルスケア分野においてさらなる発展を遂げる良いものとなっていくと考えられる。

　また、老化という概念に関しては、WHOが病気やけがの分類であるICDイレブンに老化関連エイジングという項目を加えた。

　これが改定されるのは、約30年ぶりで、老化は病であるという認識が広まりつつある最近の潮流現状を反映していると言える。

　加えて、世の中の潮流を捉える一つに大きなイベントとして、2025年に開催される万博があり、その万博の来場者ニーズ調査においても、ウェルビーイングや予防などへの関心が非常に高まっていることもわかる。

　以上を踏まえ、デジタル技術を活用して可視化することが、ヘルスケア分野に大きな発展を遂げるという点を押さえ、本日のテーマであるデータ活用のデータ部分について述べていく。

ヘルスケア × IT の動向と課題

　前提として、大阪では、SDGs 達成目標の 2030 年以降を見据えた将来像や未来社会のモデルを創造するために、10 歳若返りを感じられるような QOL の向上をコンセプトに、自分らしい生き方を改めて見つめ直すことによる生まれ変わりの体感を提供していくことが提唱されている。その中で非常に重要になってくるのが、介護施設内のお話記録、介護度、リハビリ経過などの個人の健康状態のデータである PHR の取得と共有活用であるとされる。

　しかし、PHR は何も新しい情報として生まれたものではなく、元々からある言葉でなかなか世間一般に普及されていないのが現状で、なぜ普及されなかった理由は明白で、これまでのデータの活用についてパーソナルデータの内容は決して扱うことは許されないという保守的な考え方で、取り扱いがされていたことが原因である。日本は医療情報デジタル活用の後進国と言えるぐらいに遅れているのは明白な事実の中、最近の潮流によってデータの権利は守られた上で、活用していくべきという考え方にシフトし、そういう意味では、活用の重要性に軸足が徐々に変わり始めている。

　そういった最近の動向に加えて、ヘルスケア領域に IT がどう活用されていくかを見ていくと、まず、ヘルスケア領域において現状で起こっている課題としてはライフステージごとに一気通貫で医療健康情報を共有できていないというのが一番大きな課題で、PHR に関してもデータがあちこち分散され管理しにくく、結果として個人に還元しにくい状態になっているという状況である。また、医療現場が使用する電子カルテのメーカーごとに仕様が異なっているため、連携した活用が難しいのが現状で、さらに

少し生活者側に目線を落とすと、実際に世の中には健康アプリなど健康を
サポートする仕組みはたくさんある中で、実際に健康に向き合わない人た
ちが一定数いるという事実があり、世の中に提供されている健康アプリの
継続率が上がらず、正式なデータが取れないなどというのも課題として認
識されている。

　このような課題がある中で、ヘルスケアデータを活用するあるべき姿と
して、一言で言うと、ヘルスケアデータは個人のものとして一元化して共
有することで、全てのライフステージで生活をサポートすることが可能な
状態が理想で、集積されたデータを個人のものとして生活者に返し、生活
者が自身で情報を一元管理できるようにするといったことが非常に重要と
捉える。

　しかし、ヘルスケアは非常に範囲が広く、先述したようにデータをたく
さん集めればいいという訳ではなく、どう活用するのかが描けずに、取り
組みが途中で止まってしまうという傾向も見られる。そのためにはユース
ケースを定めることが必要になってくる。そこで、健康医療情報を活用し
たヘルスケアの未来像として整理した七つの領域の観点に対するユース
ケースを一つ一つ紹介していきたいと思う。

1　患者と繋がる医療

　患者と繋がる医療として病院 PHR を活用できる仕組み作りにおいて、
市民が診療や処方の状況を自分自身で見られるとともに、日々の生活のバ
イタルデータを医療機関と共有することで、ドクターと患者さんが一緒に
なって健康を目指せる仕組みを実現していくものとなることを望んでいる。

2　1チーム医療

こちらは地域医療連携ができる仕組みにおいて、地域の医療機関が情報共有をすることで、市民に回復期病院近くの薬局などが一つの医療機関として、シームレスに無駄なく最適な医療を提供することで、患者家族がお医者さんと相談をする中で、適切な医療サービスを選択することができ、地域を離れても自分をわかってくれているという安心感にも繋がることができるという風に設計されている。

3　遠隔地への医療

遠隔地への医療として、遠隔診療、遠隔処方というものを仕組みとして描き、通院が難しい患者さんが健康状態を遠隔の医療機関に共有することで、適切な診療を受けられるとともに、薬などを自宅に自動的に届けられる仕組みを構築することで、わざわざ病院に行くような手間が省かれ、中山間地域の生活者の支援にも直結し、負荷なく状態に応じた医療が受けることができるといった未来像に繋がってくる。

4　病気にならない街

ここでは、健康診断や過去の健康状態から疾病を予測し、運動や食事や睡眠などについて適切なライフスタイルを提案することで、生活者の健康の維持改善を促す仕組みが提供できるもので、過去と現在の医療圏、健康状態をベースにし、救急時や災害時にも慌てずに対応できる想定になっている。

5　健康のお守り

こちらは仕様書や服薬状況を共有することで意識不明などの救急時や災害時に適切な医療を提供できる仕組みで、万が一のときの処置の遅れで

あったり、死亡事故ゼロのデータを共有し、不測の事態に備える存在を目指していく将来像に当たる。

6　まちぐるみの共生

ここでは、医療施設、介護施設が情報を連携することで、市民にとって最適な医療介護を提供するとともに、家族やコミュニティが簡単な介護支援ができるように適切な介護提案をし、住み慣れた町で、ご本人はもちろんのこと、家族も安心して老後が過ごせるような世界観を目指し、高齢化する社会にとって待ったなしの領域だと捉え、常にアンテナを張りながら、アプローチをしていく考えを持っている。

7　医療情報の広がり

こちらは、行政企業との連携において病気・死亡などの情報が医療機関から行政や保険会社に直接自動連携され生活者の負荷を下げるようなことが期待され、生活者の健康情報をベースに最適なサービスも提案できるようなことにつながるなど、オプトインされたPHRの活用によって新しい経済圏の創出を考えている。

以上、健康医療情報を活用したヘルスケアの未来像としての七つのユースケースを紹介したが、まだまだ自治体のオペレーションはアナログの部分が多く、問題は山積みではあるが業務のDX化に繋ぐ想定のもと七つのユースケースが実現する未来を目指していきたいものである。

誰もが不自由なく利用できるヘルスケアサービスの実現に向けて

これまで、ヘルスケアに取り組む上での課題であったり、それらを解決

するヘルスケアデータの活用事例をユースケースを用いて述べてきたが、まだまだ理想の未来像が実現できているわけではなく、どの企業もまだまだ道半ばの状態である。

　ヘルスケアシステムを構築し、輝く未来社会を実現するためには、1社単独の取り組みでは難しく、民間企業やアカデミー、自治体が連携して実現できるものだというふうに考えている。

　これまで紹介した取り組みを持続的に社会へと実装していくためには、相互運用性、共通 PHR の定義域の設定いわゆる PHR の標準化、生活者体験、データの質と量のバランス、そして事業化・ビジネスモデルの重要性といった観点が重要で、その中でも特に重要な三つの観点である、相互運用性、PHR の標準化、生活者体験について民間事業者が PHR を活用する上で重要なポイントであり、それぞれを詳しく見ていくことでまとめに繋げていきたいと思う。

　まず最初に、相互運用性について、産学連携、Nexus コンソーシアムでの取り組み事例を紹介していく。

　Nexus コンソーシアムとは、患者と医療機関、両方がアクセス可能なデータ保管はできないのかという考えのもと、次世代健康医療記録システムの実現を目指すもので、構築されたプラットフォームを利用することで、複数の医療機関で医療記録が共有できるシステムを企業が自由に開発できる世界を目指している。

　そのためには、データを運ぶための規格についても、相互運用性を確保するためには非常に重要で、データを好き勝手に送ってしまうと、受け取り側は交通整理ができずに、うまく利活用が進まないという問題が発生してしまうため、互換性を統一し標準化するシステムを組むことで、送り方も統一されて、データ内に何が入っているのかがわかるようにラベルを書いてある仕様になり、中身のあるデータとして仕分けされ、活用が進むと

いうことに繋がるのである。

　次に、共通PHRの標準化の定義について述べていく。

　PHRとは先述した通り、検診項目からバイタル活動記録など、非常に多岐にわたるものであるため、これら全てを集約し、共通PHRとして活用するには現実的に無理があるためタグ付けが必要になってくる。

　例えば、タグ付けされている例として、プラットフォームに共有する情報として保持し、データ項目も標準化される群、次が共有する情報として保持するが、項目は個別定義の群、最後は共有する情報として保持しない群といったように、何をどのようなユースケースで活用したいのかを意識して整理することが非常に重要になってくるのである。

　最後が生活者体験についてである。万博のニーズ調査を再度取り上げて説明すると、健康に関する意識に目を向けると、興味関心があるところや、自身の行動は非常に多岐にわたっていることがわかるが、このような場合には分け隔てなく利用できるサービスを意識する必要がある。

　つまり、生活者やこの万博に来場する方が、自分自身の行動の中で進んで使うことができる仕組みを作ることこそが非常に重要なポイントで、生活者がメリットを享受できる機能を提供することが大切になってくる。いうならば、100年生きることを前提として、レガシーとして残り続ける世界生活に溶け込んだものである必要があると捉え、その中でPHRプラットフォームを活用してできる未来の体験をデザインすることで、PHRが収集され新しい生き方を定義することも可能になる。このことを踏まえてプラットフォームにアクセスするためのキーとなるアプリの実現を目指すのである。

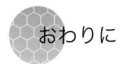

おわりに

　以上が、データ活用における課題から取り組み例及びこれから先に取り組まなければならないポイントについて述べさせてもらった。

　先述した通り、ヘルスケア領域はまだまだ未成熟な領域であるものの世の中の流れは、データの権利は守られた上で、活用していくべきという考え方にシフトしているのも事実で、大切なことはヘルスケアデータの活用については気にしなければならない観点がまだまだたくさんあるが、正しく使えば、明るい未来の可能性を無限に秘めているということである。

　今回をきっかけに、明るい未来を目指して、ヘルスケア及び IT 活用の分野においての理解を深めるきっかけになればと思うとして本論を結ぶ。

9. デジタルヘルスを支える 情報セキュリティマインド

東京医療保健大学医療保健学部医療情報学科　助教　**木村　知史**

はじめに

　近年、インターネットにより大量の情報が瞬時に入手できる環境が整備され、スマートフォンが生活の通信手段の基盤となるなど、情報化はあらゆる分野に大きな変化をもたらした。しかし、誰もが容易に情報を得ることができるこれまでの情報社会では、広く必要とされる有益な知識や情報が限られた環境でしか共有されず、分野横断的な連携が不足していることも指摘されている。

　Society5.0 は、人とモノを繋ぐ IoT（Internet of Things）を既に確立した情報社会の基盤に取り入れて、多様な知識や情報を共有できる環境を構築することで、これまでの課題を解決する社会の実現を目指している。さらに、IoT から得られる大量の情報に基づいて動作する人工知能（AI）やロボットをあらゆる分野で活用し、誰もが必要な時に必要なサービスを受けられる社会の整備が進むことで、生活の質の向上が期待されている。

デジタルヘルスを支える情報セキュリティ

　Society5.0により解決が期待される分野として、医療やヘルスケアが注目されている。健康長寿ネットの記事によると、2007年以降、日本は65歳以上の人口の割合が全人口の21％を占めている超高齢社会であり、高齢者の増加に伴う医療費の増加や介護の人材不足の問題は深刻化している。この問題に対し、情報技術を用いて健康維持や増進を促す試みが「デジタルヘルス」である。

　デジタルヘルスとは、IoTやAI、ウェアラブルデバイスなど最新の情報技術を用いて従来の医療やヘルスケアを改善するスマートシステムである。身近な例として、最新のスマートフォンやスマートウォッチを用いた睡眠管理や運動管理のアプリケーションや、オンライン診療などがある。

　このようなデジタルヘルスは、生活における直接的な健康増進の働きかけに加えて、病気やケガなど体の不調を予防する効果も望まれる。体の不調を予防する効果が高まれば、病院で診察を受ける必要のある人や回数を減らすことができると考えられ、深刻化する医療費の圧迫の抑制効果も期待できる。そのため、デジタルヘルスは、健康長寿社会の実現に向けて強く注目されている。

　デジタルヘルスにおいて収集される健康情報は、インターネットを通じて伝達され、IoTやAIによって分析し処理された後に利用者に提供される。従って、デジタルヘルスにおいて収集される健康情報に誤りのある情報が混入したり、インターネット上で伝達する健康情報が書き換えられたりすると、IoTやAIによる健康情報の分析結果が不正確となるため、デジタルヘルスというスマートシステムの信頼性が大きく低下することになる。

　そのため、デジタルヘルスの信頼性を担保するために、情報セキュリティの重要性が強く認識されている。情報セキュリティの定義は、国家規格である JIS Q 27000 シリーズによると、「情報セキュリティとは、機密性、完全性、可用性を維持すること」とされる。機密性とは、権限を持つ人だけが情報にアクセスでき、それ以外の人はアクセスできないことを意味する。完全性とは、情報の正確さを維持し、改ざんさせないことである。可用性とは、システムが常時稼働し必要なときにいつでもアクセスできることである。これらは情報セキュリティの3要素と呼ばれ、情報セキュリティを確保するには、3つの要素をすべて満たす必要がある。

　デジタルヘルスに関連する情報に対して情報セキュリティの3要素を適用して考えた場合、その一部でも欠けていれば問題が生じる。具体的には、まず、デジタルヘルスにおいて収集された情報が誰でも見られる状態になっていれば、プライバシーが侵害される（機密性の欠如）。次に、収集された情報がインターネット上で改ざんされてしまうと、情報が正確に伝達されない（完全性の欠如）。最後に、デジタルヘルスが正常に稼働していなければ、使用することができない（可用性の欠如）。このように、情報セキュリティの3要素が一つでも欠けてしまえばデジタルヘルスが機能しなくなってしまう。

　情報セキュリティに関する研究は盛んに行われており、それらの多くの技術がデジタルヘルスのセキュリティを支えている。例えば、暗号化技術は機密性を維持する技術の一つであり、ハッシュ関数やデジタル署名は完全性を維持する技術である。また、システムの負荷分散は可用性の維持となる。さらに、不要な情報を遮断するファイアウォールや、ネットワークの状態を監視して異常があった場合にアラートを発する侵入検知システムは、病院や企業などの組織のネットワークに対するサイバー攻撃を防ぐ重要な技術として認識されている。

情報セキュリティマインド

　これまでに紹介した技術は、一般に情報を管理する専門の技術者が情報機器に導入し運用管理を行う。しかし、セキュリティ技術や製品の導入が十分に実施された状況下であっても、情報機器を扱う人のセキュリティに対する知識や意識（セキュリティマインド）の不足が原因で引き起こされるセキュリティ事故が多発している。IPA（情報処理推進機構）による「情報セキュリティ10大脅威2022」には、2021年に発生した情報セキュリティにおける事案が紹介されている。この報告の中では、人の情報機器に対するマインドの不足から生じたセキュリティ事故が複数述べられている。例えば、「フィッシングによる個人情報等の詐取」は、攻撃者が電子メールやSMSなどを用いて偽のホームページへと誘導し、クレジットカード番号やアカウント情報を入力させて情報を盗み取る行為である。また、「標的型攻撃による機密情報の窃取」は、特定の個人や組織を狙った攻撃であり、その組織の従業員や関連組織を騙り巧妙に電子メールを送付して攻撃を仕掛けるなどの行為である。既存のセキュリティ技術や製品を用いることで必ずしもこれらの攻撃を防御できるというわけではなく、対策には人に対するセキュリティマインドの教育や訓練も重要とされる。近年は、組織全体で情報セキュリティを守るために実施するISMS（情報セキュリティマネジメントシステム）が広く知られている。ISMSを組織へ取り入れることで、組織内の従業員へのセキュリティの教育や訓練によりセキュリティマインドの向上が期待されている。

これからの時代に求められる情報セキュリティマインド

　これまでの情報社会（Society4.0）では、人がパソコンやスマートフォンなどの情報機器を操作して情報を送受信することで、情報を入手していた。そのため、情報機器に対しセキュリティが十分に講じられていたとしても、利用者のセキュリティマインドが不足していれば、セキュリティ事故が発生する可能性は高まる。一方、既に確立された情報社会を維持し発展を目指すSociety5.0の社会では、IoTやAIが人に代わって情報を伝達し、分析することで、必要な情報が必要なときに人に提供されるようになることが期待されるため、これまでの課題であった情報分析の負担や地域格差、健康管理などの問題が大幅に解消され得る。情報機器による自動化が進むにつれ、情報を扱い処理する能力は、人の情報への知識から、IoTやAIなどの情報技術や機器の性能そのものに置き換わる可能性がある。それに伴い情報セキュリティは、利用者のマインドから情報技術や機器に大きく依存するようになり、利用者のセキュリティマインドが低下する可能性が高くなると予想される。よって、これからのデジタルヘルスを支える情報技術や機器を扱う情報人材には、情報セキュリティについての教育や訓練が必須となるとともに、自発的に最新のセキュリティ動向に注意を向け継続的に知識をアップデートできるような、これまで以上に高いセキュリティマインドが強く求められる。

1. 時代とともに進化する生活科学
～家政学を系譜とするデータサイエンティストのあり方～

東京医療保健大学医療保健学部医療情報学科　教授　瀬戸　僚馬

生活科学としての医療情報学の視点

　医療情報学を教育研究する組織は、社会医学の一分野か、社会情報工学の一分野として位置づけられることが多い。いずれにせよ、社会科学的な要素が強い学際的分野ということになる。

　さて疾病構造の変化によって「治す医療」だけでなく、一次予防や三次予防が重要になってきた。疾病そのものを解消するには限界があるので、疾病を抱えながらも「よりよい生（well-being）」を追求することに価値を置くようになった。この価値転換はもちろん医療情報学にも影響を及ぼすし、米国医療情報学会（AMIA:American Medical Informatics Association）でも "Biomedical Informatics" よりも広義な概念として "Health Informatics" という表現を用いている。ちなみに東京医療保健大学においても、2005 年の開学時より「医療情報学」の英語標記に "Healthcare Informatics" を用いてきた。

　すなわち医療情報学の究極的な目的は Quality of Life（QOL）の追求にあるとも言えるが、そこでの "Life" は「人生」とも「生活」とも表現できる。よって人生の最終段階を支えるような医療情報の活用場面もあるが

（例：遠隔医療を用いた在宅での死亡診断）、生活を支えるような場面もある（例：電気ポットの利用履歴を通じた高齢者の見守り）。

　生活を支える科学としての医療情報学は、まだ黎明期である。しかし、あらゆる社会課題に関われる科学として、発展性も高いといえるだろう。

時代とともに変化する生活科学教育のトレンド

　生活科学の定義には様々な議論があるが、「人間生活における人間と環境との相互作用について、人的・物的両面から、自然・社会・人文の諸科学を基盤として研究し、生活の向上とともに人類の福祉に貢献する実践的総合科学」と解されている[1]。ここから生活という文言を除くと人間科学とほぼ同じ概念になるので、生活に着目した人間科学と言うこともできよう。

　さて、生活科学は長年にわたり「家政学」と呼ばれ、家庭生活に重点が置かれていた。すなわち衣・食・住に関する実学として被服学や食物栄養学を中心とした教育研究が行われてきた。そこには「戦前（良妻賢母的）→戦中（反良妻賢母的）→戦後（良妻賢母的）という変遷を経ている」中で、「良妻賢母教育では女性が生活力や判断力などを身に着けることができないことがわかり、女性に対しても科学的知識の涵養が主張された」と省察されている[2]。

　家政学の重点やコンテンツも、時代とともに変化している。例えば食をとっても、渋川は日本学術会議の機関誌で「昭和 20 年代の食糧難の時代には、いかにして栄養を充足させるかが課題であった。食物の充足が十分に進んでいる現在では、健康面ではより高い健康保持のための栄養機能、食べ物の安全性の確保などが求められている。更に、食は単に身体的な健康のためだけではなく、精神的な豊かさのためにも大きな役割を果たして

いる。すなわち、心の充足感や、和やかな人間関係を創る道具立てともなるからである。」と、栄養の重点が移ってきたことを説明している[3]。かつては栄養不足が栄養学的課題であったのに、栄養過多によって生活習慣病が惹き起こされるという逆説的な展開になり、さらには疾病を抱えて生きる人を支援する病態栄養学の比重が高まってきた。

　こうした経緯は、東京医療保健大学も同様にたどっている。学園を開祖した一人である井上貞次郎は「残材を利用して自宅の附近に震災で家を失った人の為にもと考え、貸家を数個新築し併せて子女の教育にも幾分と役立ち得ればと、女子技芸塾を設けたが、これが図らずもその後女学校を創立する機縁となった」と回顧しているが[4]、ここでの「女子技芸」とは家政学そのものである。その後、女学校を経て青葉学園短期大学に食物栄養科や人間生活学科が生まれ、大学へと発展しているのは生活科学の発展とぴったり符合する。

生活科学としてのデータサイエンス

　ここで戦前の生活科学のカリキュラムを振り返ると、衣服、食物、住居のほか、看病・養老、育児、管理・経済まで含まれてかなり幅広かったことがわかる（**表 1**）。

　このうち管理・経済とは、家庭経済を指している。経済を学ぶ以上、ある程度の数学的素養が必要になることは当然であるが、当時は小学校においてもこうした内容が盛り込まれていた。戦前（昭和初期）の小学校では、加減乗除、小数、分数計算、比、歩合が配当され、歩合では損益、租税、利息、公債株式などの計算を行うカリキュラムが組まれていた。戦後も「生活算数・数学」に則った教育が行われていくが、昭和 30 年代には教育関係者から批判的に捉えられるようになった。そこで「数学的な考え

表1　家政学教科書の内容別ページ数 [5)]

	高等小学　女子理科家事大要教本（第1・2学年用）	高 等 女 学 校 用家 事 教 科 書（上・下巻）	実科高等女学校用家 事 教 科 書（上・下巻）
			頁（%）
衣　　　服	12.0　（ 11.5）	16.0　（ 4.9）	25.0　（ 9.3）
食　　　物	26.5　（ 25.5）	74.5　（ 22.7）	77.0　（ 28.7）
住　　　居	11.0　（ 10.6）	35.5　（ 10.8）	29.5　（ 11.0）
看病・養老	19.0　（ 18.3）	72.0　（ 22.0）	53.0　（ 19.8）
育　　　児	19.0　（ 18.3）	75.0　（ 22.9）	54.0　（ 20.1）
経済・管理	13.0　（ 12.5）	52.0　（ 15.9）	25.0　（ 9.3）
そ　の　他	3.5　（ 1.5）	3.0　（ 0.8）	4.5　（ 1.8）
計	104.0　（100.0）	328.0　（100.0）	268.0　（100.0）

方」という文言が用いられ、理論的側面から算数・数学の教育が行われるようになった。もっとも紆余曲折を経て、現在のカリキュラムでは「生活算数・数学的な要素の復活がここに見られることは確認しておいてよい」と言われている [6)]。

　このように生活科学と算数・数学は、時代によって浮き沈みを繰り返しながらも、不可分の存在として発展してきた。そこでの算数・数学とは、生活に密着したデータリテラシーである。コンピュータが発達した現在では、上記のような計算手法は人間が手放すことも可能であり、むしろICTを活用してより高度なデータの処理を行うことが生活の中にも浸透している。戦前の教育には公債株式のような単元があったが、現在の資産管理をこうした単純な歩合計算だけで組み立てられないことは言うまでもない。生活にかかわるあらゆるデータ利用が高度化しているのだから、文部科学省が大学教育に「数理・データサイエンス・AI教育認定プログラム」を採り入れるよう促しているのも自然なことである。

　このように戦前の家政学は、看病・養老、育児はそれぞれ看護学や保育学に発展し、衣・食・住は「食」が発展して栄養学に収斂され、そして管理・経済は情報学やデータサイエンスに繋がっていった。東京医療保健大学が、現在もこれらの分野をほぼ網羅していることは、時代に合った生活科学を 100 年にわたって追求している証左であろう。これらの歴史を踏まえると「生活科学に立脚したデータサイエンティスト」という存在が社会に貢献できることも多いのではないかと考えている。

参考文献

1）工藤由貴子：家政学分野の参照基準検討分科会（第 4 回）提出資料、日本学術会議ホームページ https://www.scj.go.jp/ja/member/iinkai/daigakusuisin/pdf/s-kasei4-2.pdf、2012

2）野崎有以：「生活科学」から「家政学」へ、東京大学大学院教育学研究科紀要、50、pp.244-252、2010

3）渋川祥子：生活科学の特色と役割～食分野から～、学術の動向、2007 年 8 月号、pp.58-61、2007

4）井上貞次郎：井上貞次郎自傳、間組、p.29、1958

5）野田文子他：明治後期家事教科書の分析 - 高等女学校・実科高等女学校・高等小学校の比較 -、生活文化研究、35、pp.17-38、1995

6）新井 明：経済教育と算数・数学 算数・数学教育の歴史的検討から、経済教、36（36）、pp. 116-122、2017

2. 医療と情報を繋ぐ専門人材の育成プログラム

東京医療保健大学医療保健学部医療情報学科　教授　瀬戸　僚馬

● なぜ医療と情報を繋ぐ専門人材の育成が必要か

　これまで本書では医療と情報を繋ぐ必要性について議論してきたが、これを実現するためには、医療と情報の意思疎通を図る人材（医療情報コミュニケーター）が必要だと筆者らは考えている。

　もともと医療も情報もきわめて専門性が高く、いずれも進化の早い領域である。医療専門職については、医師法第 17 条その他の法令で免許がないものに身体侵襲を伴う行為を禁止しているので、これらの行為を認める前提となる国家資格制度が整備されてきた。時代とともに専門分化が進み、21 世紀に入ってからも言語聴覚士、精神保健福祉士、公認心理士などの職種が誕生してきた。また既存資格についても、看護師が特定行為研修を修了した場合はその旨を看護師籍に登録するなど、実質的な細分化を図る例がみられる。医療が高度化すればそのすべてを網羅することは難しくなるので、こうした動きは今後も続いていくであろう。

　他方、情報専門職については、何らかの行為を行う要件となっている場面はほとんどない。しかし社会生活において ICT スキルを担保することは必要であるから、情報処理の促進に関する法律第 29 条では「経済産業

大臣は、情報処理に関する業務を行う者の技術の向上に資するため、情報処理に関して必要な知識及び技能について情報処理技術者試験を行う。」と定めており、これを受けて独立行政法人情報処理機構が 12 種類の国家試験を実施している。さらに情報セキュリティ対策の一環として、2017年には同法に基づく「情報処理安全確保支援士」の認定も始まっている。時代とともに専門分化が進んでいる傾向は、医療と同じである。

　しかしながら、医療の国家資格に「情報」という名称がついたものは存在しないし、情報の資格体系でも同様のことがいえる。医療と情報は各々が独立した専門性であるから、それを繋ぐ国家資格が存在しないことはある意味自然なことかもしれない。ちなみに医療専門職が情報処理技術者試験を受験する事例は散見されるが、情報処理技術者が医療の国家試験を受けるには通学制の教育機関に数年間通うことが必須なのであまり現実的ではない。医療保健分野の情報システムを構築する人材の多くは医療職ではなく、情報処理技術者であるから、情報処理技術者が医療に参画する門戸を開いていくことは医療保健のサスティナビリティとしても重要であろう。

医療保健分野における「情報」に関する資格体系

　医療保健分野に「情報」と名がつく国家資格は存在しないものの、業界団体・学術団体が独自に育成プログラムを設けこれらの団体が認定する民間資格は存在する。

　まず歴史が長い職種には、日本病院会などが認定する「診療情報管理士」がある。これは主に病院勤務者を対象とした資格であり、日本診療情報管理学会が 2021 年に改訂した診療情報管理士業務基準では「診療情報管理業務の基本的な考え方」として 6 つの職責を定義している（**表 1**）。すなわち医療の質を維持・向上させるために、診療情報を管理することに

表1　診療情報管理業務の基本的な考え方 [1)]

1 患者中心の医療の実現と質の高い安心・安全の医療の保証
2 チーム医療の促進と情報共有の徹底
3 個人情報の保護とセキュリティの確保
4 「説明と同意」に関する文書、および「入院診療計画書」等の点検と整備
5 診療情報の「コード化」の進展への対応
6 診療情報の活用範囲の拡大と大規模データベースの構築

あるといえるだろう。

　それより新しい職種としては日本医療情報学会が認定する「医療情報技師」がある。同学会医療情報技師育成部会では、2022 年に GIO/SBOs を改正しその前提として医療情報技師の役割を見直しした（**図1**）。その意図は「電子的にやりとりされる診療情報をうまく活用することは、医療の質・安全の向上、新しい医学的知見などの獲得につながっていきます。しかし、診療業務をよく理解して、個人情報保護や情報セキュリティを確保し、情報処理技術を正しく使うことができる人材がいなければ、このような仕組みは実現しません。また、医療分野のさらなる情報化と情報セキュリティの強化は、現在、わが国で注目されている喫緊の課題ですが、この取り組みには、機器やサービスを購入すればよいのではなく、それらを主導的に推進できる人材、取り組みを担える人材こそが重要であると言えます。」と説明されている。こちらは病院よりも企業で勤務する人のほうが多く、一言でいえば医療専門職とシステムエンジニアの中間に位置する職種といえるだろう。

　いずれの職種も、時間経過とともに役割や必要なスキルは変化している。また「職種」とはいえ二者択一な訳ではなく、両者を保有する病院や情報システム産業の関係者も多い。

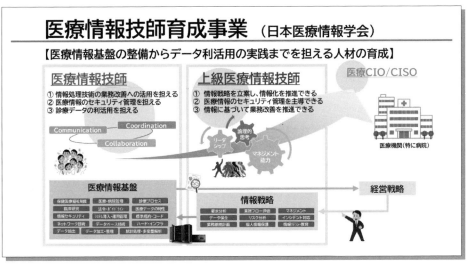

図 1　医療情報技師の役割と業務 [2)]

　いずれも法令上の配置義務はないものの、診療報酬制度においては「診療録管理体制加算」が設けられ、前者は「診療記録管理者」として、後者も 2022 年以降は許可病床数が 400 床以上の保険医療機関に「医療情報システム安全管理責任者」として、それぞれの配置が要件とされている。

　もちろん課題もある。診療情報管理士には「診療情報管理士指導者」、医療情報技師には「上級医療情報技師」という上位資格がある（なお筆者は「上級医療情報技師育成指導者」だが、これは認定の仕組みが特殊なので本書では割愛する）。すなわち各団体は資格取得後のキャリアパスも整備しているが、これらの上位資格を目指す人はきわめて少ない点が共通している。専門的の高い職務を実現するために高度な知識やスキルを担保する資格には、それを取得した人にそれ相応の待遇が与えられるという期待が生ずる。しかし、病院は基本的に国家資格で職種が区分され、その基礎資格に応じた給与体系を構築している病院がほとんどである。なお、独立

行政法人国立病院機構では診療情報管理士をいわゆるコメディカルの一つとして扱う給与体系を設けているが、こうした給与体制の病院は必ずしも多くない。医療情報技師には、国家試験に合格して情報処理技術者の資格を有する者も少なくないが、これも医療系の資格ではないので給与体系に組み込む病院はほとんどない。このような背景から、上位資格の取得を促すインセンティブが十分に機能していないのも現実である。

学校教育における医療と情報を繋ぐ人材の育成

このように医療と情報を繋ぐ人材の育成は容易ではない。他方、政府のAI戦略2022などにおいても、「健康・医療・介護や農業、スマートシティなどの領域においても、人材、データ、市場の面で、相互にメリットを有する規模感の国際的連携・協力」が必要と言及されるなど[3]、人材の要求水準はどんどん高くなっている。従って医療と情報を繋ぐ人材像は、自ずと多様性が高まる傾向にある。

このことは、文部科学省が創設した「数理・データサイエンス・AI教育プログラム認定制度」[4] にも如実に表れている。同制度ではすべての大学生や高専生を対象としたリテラシーレベルもあれば、大学院で学ぶようなエキスパートレベルまで階層がある（**図2**）。もちろん専門学校など高等教育機関以外の場でも医療と情報を繋ぐ分野（「医療AI学科」など）をコースとする教育課程は設けられており、多様な人材が上手く棲み分けできるようになるには若干の時間は要するであろう。

資格認定団体にせよ、教育機関にせよ、社会の変化に対応して人材像を大きく変化させているところが医療と情報を繋ぐ教育プログラムの特徴ともいえる。この柔軟性を持って社会ニーズに応えていくことが、医療と情報を繋ぐ人材を育成する者の務めとも言えるだろう。

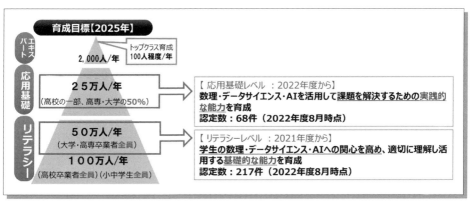

図2　数理・データサイエンス・AI 教育プログラム認定制度

参考文献

1）日本診療情報管理学会：診療情報管理士業務指針 2021、https://jhim-e.com/pdf/data2021/guideline2021.pdf

2）日本医療情報学会：医療情報技師育成事業について、https://www.jami.jp/jadite/new/bukai/aisatsu.html

3）内閣府：AI 戦略 2022、https://www8.cao.go.jp/cstp/ai/aistrategy2022_honbun.pdf

4）文部科学省：数理・データサイエンス・AI 教育プログラム認定制度、https://www.mext.go.jp/content/20210315-mxt_senmon01-000012801_1.pdf

3. デジタル人材としてのビジネス人材像
～経営情報学の視点から～

東京医療保健大学医療保健学部医療情報学科　講師　岩上　優美

はじめに

　社会で求められる人材像や能力はその時代背景により異なる。他方で、長期にわたり変化しない基本的要素も多分に存在する。2020 年は COVID-19 の流行など、その社会環境は大きな変化を余儀なくされた。今後も、社会情勢などによって激しい環境の変化が考えられる。

　本章では、急速なデジタル化による社会の変化の中で求められる人材像を経営情報理論、経営情報学の視点から議論する。

経営情報理論と情報技術

1　経営情報理論

　経営情報理論とは、広義には企業の情報活動について論じるものであり、その目指すものは、組織が情報を効率的・効果的に活用するためのメカニズムの構築である。

　企業における情報活動とは、人の相互作用としてのコミュニケーションから情報技術に支援される情報処理に至る情報の共有と活動を対象として

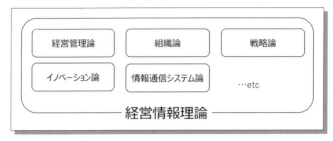

図 1　情報理論の枠組み

いる。

2　組織・経営組織

　組織とは、組み立てることや組み立てられたもののことを指す。組織されたものには、一定の目標があり、組織を構成する人員の地位や役割とそれに応じた責任が決められる。広義には、組織とは一定の機能を持ちながら、全体の結合を保っているものをいう。人が集まれば組織ができ、組織にはリーダーが出現する。

　経営組織とは、経営内に含まれている意識的に調整された人間の活動や諸力のシステムをいう。経営組織の要素は「経営目的」「経営構成員の貢献意欲」「コミュニケーション」の 3 つである。

　医療の分野においても企業と同様に人を組織し、経営していくものであり、これによってそれぞれの専門職種が円滑に業務を行うことができる。

3　経営情報学における情報技術

　情報技術、すなわち IT（Information Technology）や ICT（Information and Communication Technology）とは経営情報の研究において多義的に使われており、単に技術を指す場合もあれば、情報を効率的かつ効果的に

活用する組織の仕組みを含む場合もある。

4 経営分野における情報技術の変遷

　経営の分野においてコンピュータが使われ出したのは1950年代からであるが、当初は定型的な業務の効率を目指した。日本では、60年代になってビジネスにおけるコンピュータの利用が広まった。そして、1960年代半ばに管理のための情報システムであるMIS（Management Information System）が登場する。MISとは顧客や財務情報など様々なデータを分析し、企業の意思決定をサポートするシステムである。1970年代後半から80年代には、パーソナルコンピュータの登場により、非定型的な業務の処理が可能になりDSS（Decision Support System）やエキスパートシステムなどを活用する意思決定支援のための情報システムとして活用されるようになる。1980年代には経営戦略を支援するものとして戦略的情報システム（SIS：Strategic Information System）が登場する。この時期にインターネットが普及し、企業内部の部門間や企業間がネットワーク化されていくだけでなく電子商取引やSCM（Supply Chain Management）が実現されていく。1990年代以降から、知識管理とコミュニケーションのための情報システムが実現され、組織内で情報や知識を共有できる情報システムが活用されるようになった。90年代以降はネットワーク化、モバイル化によって経営情報システムがビジネスにおいて活用される領域は飛躍的に拡大した。

デジタル時代に求められる人材像とそのスキル

1 デジタル時代に求められる人材像

　現在、あらゆる場所でデジタル技術が活用されている。日本の労働人口

の 49％ が将来自動化されるとの予測もあるが、人工知能（AI：Artificial Intelligence）やロボットによる雇用の自動化可能性に関する統一見解はない。このような将来の不確実性を背景に、リスキルや AI・ロボットとの共生の在り方に関心が高まっている。こうした中、生産年齢人口は 2050 年には現在の 3 分の 2 に減少するとされている。そこで、2022 年 5 月に経済産業省「未来人材ビジョン」では、各業種から、「これから求められる人材像」を調査した。その結果、これからの時代に必要となる能力やスキルは、基礎能力や高度な専門知識だけでなく、以下の 4 項目が、次の社会を形づくる人材に必要な能力、姿勢として求められていることがわかった。

- 常識や前提にとらわれず、ゼロからイチを生み出す能力
- 夢中を手放さず、一つのことを掘り下げていく姿勢
- グローバルな社会課題を解決する意欲
- 多様性を受容し、他者と協働する能力

　現在は「注意深さ・ミスがないこと」、「責任感・まじめさ」が重要視されているが将来は「問題発見力」、「的確な予測」、「革新性」が一層求められるようになるといわれている。

　現在の産業を構成する職種のバランスが大きく変わるとともに、産業分野別にみた労働需要も大きなインパクトで変化する可能性があることから、産業界と教育機関が一体となって、今後必要とされる能力等を備えた人材を育成することが求められている。

2　デジタルスキル標準とその意義

産業全体の競争力強化や社会の課題解決を図るために、「企業の DX

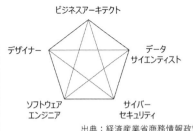

すべてのビジネスパーソン（経営層を含む）

<DXリテラシー標準>
全てのビジネスパーソンが身に
つけるべき能力・スキルを定義

DXを推進する人材
<DX推進スキル標準>
DXを推進する人材類型の
役割や習得すべきスキルを定義

ビジネスアーキテクト
デザイナー
データ
サイエンティスト
ソフトウェア
エンジニア
サイバー
セキュリティ

DXを推進に必要な5つの人材類型

類型ごとにロール（役割）及び，必要な
スキルを定義した企業におけるDX推進人
材確保の指標となる「DX推進スキル標
準」を策定.

出典：経済産業省商務情報政策局，「デジタル推進人材育成の取組について」（2022．12・26）

図2　デジタルスキル標準と5つのデジタル人材類型

（Digital transformation：デジタルトランスフォーメーション）推進」と
「デジタル人材の育成」の両輪で推進していくことが重要であると経済産
業省商務情報政策局は示している。その一つに「デジタルスキル標準の策
定によるデジタルスキルや能力の見える化」がある。これは、**図2**に示
すように、経営層を含むすべてのビジネスパーソンが身に着けるべき DX
リテラシーと DX を推進する人材が身に着けるべき、DX 推進スキル標準
を定義している。

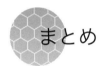 まとめ

　日本型雇用システムである、終身雇用や年功型賃金などが一部の企業で
は変わってきているが、まだ十分でないとされており、変化を加速させる

表1　5つのデジタル人材類型

類型	特徴
ビジネスアーキテクト	ビジネスや業務の変革を通じて実現したいこと（＝目的）を設定したうえで関係者をコーディネートし，関係者間の協働関係の構築をリードしながら目的実現に向けたプロセスの一貫した推進を通じて，目的を実現する人材
データサイエンティスト	データを活用した業務変革や新規ビジネスの実現に向けて，データを収集・解析する仕組みの設計・実装・運用を担う人材
サイバーセキュリティ	業務プロセスを支えるデジタル環境におけるサイバーセキュリティリスクの影響を抑制する対策を担う人材
ソフトウェアエンジニア	デジタル技術を活用した製品・サービスの提供をするためのシステムやソフトウェアの設計・実装・運用を担う人材
デザイナー	ビジネスの視点，顧客・ユーザーの視点等を総合的にとらえ，製品・サービスの方針や開発のプロセスを策定し，それらに沿った製品・サービスの在り方のデザインを担う人材

出典：経済産業省商務情報政策局，「デジタル推進人材育成の取組について」（2022.12・26）

必要があると考えられている。これからの未来をけん引する人材は、好きなことにのめり込んで豊かな発想と専門性を身につけ、多様な他者と協働しながら、新たな価値やビジョンを想像し、社会課題や生活課題に「新しい解」を生み出せる人材であり、このような人材はこれまでの教育の中で「育てられる」のではなく、ある一定の環境の中で「自ら育つ」という視点が重要である。このためには、教育を①「知識」習得と②「探求（"知恵"）力」の鍛錬という2つの機能に分け、レイヤー構造として捉えなおす必要がある。

　これらの実現のためには、若年期から好きなことに繰り返し挑戦したくなる機会を増やしていくことが重要である。

参考文献
1）島田辰巳. 経営情報システム研究の変遷と展望. 経営情報研究. 2006,

Vol.14, No01, p.13-26.

2) 岡部曜子. 経営情報理論の展開 - 戦略論との関連性を中心に -. 2021,
   Vol.38, p.265-275

3) 経済産業省,「未来人材ビジョン」(閲覧日：2023 年 1 月 2 日)

4) 経済産業省商務情報政策局,「デジタル推進人材育成の取り組みについ
   て」(閲覧日：2023 年 1 月 15 日)

5) 鶴光太郎.「これからの時代に求められる人材像、子ども期における人
   材育成の在り方」(内閣府・選択する未来委員会・人の活躍 WG 資料)
   (閲覧日：2023 年 1 月 9 日)

4. Society5.0 における エンジニア像の進化

東京医療保健大学医療保健学部医療情報学科　教授　山本　純一

はじめに

　Society5.0 の社会では IoT（Internet of Things）ですべての人とモノが
つながり、様々な知識や情報が共有される[1]。フィジカル空間のセンサー
から膨大な情報がサイバー空間に集積される。サイバー空間ではこのビッ
グデータを人工知能（AI）が解析し、その解析結果がフィジカル空間の
人間に様々な形でフィードバックされる。診療情報のデジタル化、病院な
どのヘルスケア関連機関における DX 推進、IoT やウェアラブル機器の普
及などに伴い、ヘルスケア分野においてもビッグデータと AI の利活用が
進展している。これにより例えばリアルタイムの自動健康診断やロボット
による医療・介護支援などが実現され、ヘルスケアサービスの向上や医療
費などの社会的コストの削減などが期待されている。

　本項ではこのような Society5.0 の社会において医療情報を活用するため
に必要となる知識・技術を俯瞰し、医療情報コミュニケーターに求められ
るエンジニア像を考察する。

医療情報を活用するために必要となる知識・技術

　Society5.0 で期待されるヘルスケアサービスを実現する上で医療情報を活用するために必要となる知識・技術として、ヘルスケアに関する分野知識と、データサイエンスおよび ICT（Information and Communication Technology）に関する技術を俯瞰する。

1　ヘルスケアの分野知識

　病院などの医療機関では医師、看護師、各種検査技師、栄養士など多様な職種の方々が協働してチーム医療が行われている。医療情報の管理や利活用、情報システムの開発・運用に携わる医療情報コミュニケーターもそのようなチームの一員として活動するために、医学や医療制度、医療業務などの基礎知識を備えていることが求められる。

　一方、少子高齢化による社会構造の変化やそれに伴う医療費高騰などの社会課題に対応するため、ヘルスケアの対象は傷病を負った人を医療機関で診断・治療するだけでなく、健康な人も含めたすべての人の QOL（Quality of Life）向上を目指す活動へと広がっている。予防や健康増進、介護やリハビリテーションなどの分野では、病院などの医療機関だけでなく、異業種からの新規参入も進み、新たなヘルスケアサービスも提供され始めている。医療情報コミュニケーターは医療に関する基礎知識に加え、このようなヘルスケア業界の動向も把握しておくことが望ましい。

2　データサイエンス

　データサイエンティスト協会では、データサイエンティストに必要な3つの能力としてビジネス力、データサイエンス力、データエンジニアリン

グ力を挙げている[2]。ビジネス力とは、ビジネスにおける課題背景を理解してその課題を整理・解決に導く力である。ヘルスケア分野では例えば、臨床試験による新たな治療法の有効性評価や、ウェアラブルデバイスを活用した健康支援サービス提供を企画して実現する能力などがビジネス力に該当する。このようなビジネス力を発揮するためには、上述したヘルスケアの分野知識が必要となる。

　ヘルスケア分野では AI を活用した放射線画像診断支援など[3]、AI による自動化や意思決定支援の導入も進んでいる。そのためデータサイエンス力としては統計学やデータ分析に加え、AI に関する知識・技術も必要となっている。また医療機器で計測されたデータや電子カルテシステムに蓄積された診療情報だけでなく、例えばスマートフォンやスマートウォッチなどの民生機器からも行動履歴や生体情報などを収集できるようになってきた。これらの多種多様なビッグデータを活用できるようにするためのデータエンジニアリング力も求められる。

3　ICT (Information and Communication Technology)

　医療情報には診療情報などの要配慮個人情報も含まれるため、医療情報を扱う情報システムには厳重なセキュリティ管理が求められる。その一方で医療情報は医療機関内での一次的な診断・治療だけでなく、地域医療連携、医学研究、医療政策立案などへの二次的な利活用も期待されている。また医療機関の外部にて IoT 機器などから収集・蓄積される生体情報など様々なビッグデータもヘルスケアに活用できる可能性がある。そのような様々な情報を安全に管理し、効率的に処理するためには、システム連携やデータ共有、クラウドコンピューティング、ビッグデータ処理、情報セキュリティなど、情報システムの開発・運用に関わる高度な ICT 技術が必要となる。

医療情報コミュニケーターに求められるエンジニア像

　前項では医療情報を活用するために必要となる知識・技術を俯瞰した。本項ではこれらの知識・技術を備えた医療情報コミュニケーターに求められる特性を考察する。

1　変化し続ける社会を見据えて学び続ける姿勢

　Society5.0 で期待されるヘルスケアサービスを実現するにはヘルスケア分野とデータサイエンス・ICT に関する幅広い知識・技術が必要となるが、必ずしも一人のエンジニアがすべての技術を極めている必要はない。多くの場合、データ分析やシステム開発・運用などの業務はチームを組んで進められる。各エンジニアはそれぞれの専門性に応じた役割を担うことになる。ただし一旦ある専門技術を獲得したとしても、それが将来に渡って有用とは限らない。医学やデータサイエンス・ICT の技術は日々進歩し、ヘルスケアを取り巻く社会情勢も変化していく。それに伴いエンジニアに求められる知識・技術も変化する。そのため医療情報分野に携わるエンジニアには生涯に渡って学び続ける姿勢が重要になる。

2　人やチームとコミュニケーションをとって協働する力

　上述したように病院などの医療機関では医師や看護師をはじめ様々な職種の方々がチームを組んで医療に取り組む。また健康増進など医療以外の分野では、医療機関だけでなく幅広い業界の様々な職種の方々が協力して新たなサービスを創出することもある。このように多様な職種の方々から成るチーム体制の下で、医療情報コミュニケーターには医療情報の専門家としてチームメンバー間の意思疎通を図りながら協働して業務を遂行する

ためのコミュニケーション力が求められる。

3　倫理規定の遵守

　一般に情報処理に携わるエンジニアには従来から情報の取り扱いに関する倫理規定への理解が求められる。一方 AI を活用した情報システムには、AI の推論に偏りが生じるアルゴリズムバイアスの問題や、AI の判断に対する責任の所在など、倫理面での新たな課題も挙がっている。医療情報は人々の健康や生命に関わる機微な情報であり、医療情報システムは人々の健康や生命に直接的に影響し得る。医療情報を扱うエンジニアは常に生命に対する畏敬の念を持ち、医療および医療情報の取り扱いに関する倫理規定を遵守することを忘れてはならない。

参考文献

1）内閣府、第 5 期学技術基本計画（平成 28 年 1 月 22 日閣議決定）。
　 https://www8.cao.go.jp/cstp/kihonkeikaku/5honbun.pdf.
2）一般社団法人データサイエンティスト協会、データサイエンティストのミッション、スキルセット、定義、スキルレベルを発表（2014 年 12 月 10 日）。http://www.datascientist.or.jp/wp/news/2014/pdf/1210.pdf
3）医薬品医療機器総合機構 第 1 回 AI を活用したプログラム医療機器に関する専門部会（2022 年 7 月 26 日）、機械学習を活用する医療機器の審査について。https://www.pmda.go.jp/files/000247764.pdf

以上

5．Society5.0 と学び方の進化

東京医療保健大学医療保健学部医療情報学科　助教　**大野　博之**

はじめに

　元号が令和となった 2019 年、Society 5.0 時代を見据えて、GIGA スクール構想が開始された。この構想により、主体的・対話的な深い学びを実現するための学習環境基盤として、児童・生徒向けに 1 人 1 台の端末と、高速大容量の通信ネットワークが整備されることになった。Society 5.0 に適応した人材を育成するためには、学び方もまた進化する必要があり、それには ICT(情報通信技術) が欠かせない要素であったためである。

ICT による学習環境整備

　かつての学びの形態は、決まった時間・場所という強い制約のある一斉授業が中心であった。これは、学習者に対して教育内容を均一にでき、学習者同士も近いことで仲間との一体感が起こり切磋琢磨もできることから、モチベーションの維持も可能であった。その反面、個人の学習進捗状況に応じた指導は教員の負担が大きくなることからも困難で、授業のスピードに取り残されてしまう学習者が出やすいという欠点があった。教員

中心であり、一方的な情報伝達の指導になりやすく、質問がしにくいという点も、こうした欠点を助長していたのかもしれない。このような問題に対して、コンピューターを活用して教育を支援する試みが始まった。

　コンピューター支援教育は古くは、CAI(Computer-Assisted Instruction または Computer-aided Instruction) と呼ばれ、アメリカでは 1950 年代末にはすでに始まっていた。国内では、学校へのコンピューター導入が行われ始めた 1980 年代頃から、CAI や CMI(Computer Managed Instruction) に関心が寄せられ各種研究により発展することとなった。CAI は教員による教授活動を支援する目的で、資料提示とその補足説明や演習問題の提示と解答の確認などをコンピューター上で実現するために開発されたシステムである。一方、CMI は、教育情報を運用・管理することを目的に開発されたシステムである。これらは、汎用的なものではなく学習内容に特化して開発されることが多く、またコンピューター自体も当時は普及していなかったため、広く浸透することはなかった。1990 年代になると、これらは CBT(Computer Based Training) と呼ばれるようになり、コンピューターのマルチメディア対応に相まって、マルチメディア教育として利用された。また、ネットワーク環境の整備が進み始めたことにより、インターネットを介して学校や職場だけでなく家庭でも学習できる WBT(Web-Based Training) も利用されるようになった。2000 年代に入ると、二人以上の世帯におけるパーソナルコンピューターの普及率が 50%を超え、家庭に ADSL(Asymmetric Digital Subscriber Line) などブロードバンド環境も普及し始めた。こうした環境の変化もあり、CBT や WBT は e-Learning と呼ばれるようになり、学習管理システム LMS(Learning Management System) を中心として、一斉授業とは異なる新しい学び方が広がっていった。

　e-Learning は、主にインターネットを利用した学習形態で用いられる。

サーバーとして動作するコンピューター上で、学習コンテンツの配布や学習履歴を一括管理し、利用者にインターネットを経由しサービスを提供するのである。CBT と呼ばれていた時代は、主に CD-ROM を利用して、動画や音声などのマルチメディアを学習コンテンツの一部として利用していたが、これにはデメリットもあった。CD-ROM の場合、データのプレス等、コンテンツ作成以外にもメディア媒体としての製作コスト (費用・時間) がかかってしまっていた。また、製作・配布した後に誤りが見つかった場合でも、ROM 系のメディアの特性上、容易には修正できない等の問題もあった。こうした問題に対して、インターネットを介して、コンテンツを配信することにより、CD-ROM の製作・配布のコストが抑えられることになった。また、サーバー上での集中管理により、コンテンツの不具合等のメンテナンスが容易になり、学習者にとっても常に最新のコンテンツを利用できる状態になった。この集中管理をするために利用されるのが、LMS である。LMS を利用することによって、教員は学習教材や進捗状況、学習成果などを一元管理することができ、学習者はメディアコンテンツを利用した受講や教員への質問、テストの受験やレポートの提出などをインターネット上で行えるようになった。こうした機能を基本に、オープンソースである Moodle をはじめ、さまざまな LMS が開発されている。ただし、さまざまな LMS が開発されたことで、学習コンテンツと各 LMS が独自仕様で結びついてしまい、異なる LMS では学習コンテンツを相互利用できないという問題も生じた。そこで利用され始めたのが、SCORM(Sharable Content Object Reference Model) 規格である。SCORM は、米国の ADL（Advanced Distributed Learning Initiative）という標準化推進団体により 2000 年から策定・公開されているもので、最新の規格は 2009 年にリリースされた SCORM 2004 となっている。SCORM 規格に準じた学習コンテンツを用意することで、SCORM に対応した異なる

LMS 間でも相互運用できることになり、教員側は他者が作成した学習コンテンツや数多くある LMS から利用したいものを取捨選択し活用することも可能になったのである。このように、学習者が場所にとらわれずインターネットでアクセスするだけで、最新の学習コンテンツを利用できるという、一斉授業とは異なる学びの環境が整っていった。

教育方法の研究・開発

　このように ICT による学習環境整備というハード面が進化する一方で、教育方法というソフト面も研究・開発が進んだ。アクティブラーニング、STEAM 教育、リベラルアーツ教育について紹介する。アクティブラーニングとは、学習者の主体的・能動的な授業への参加を促す指導法や学習法を指すもので、発見学習、問題解決学習、体験学習、調査学習、グループワークなどが具体的な方法として挙げられる。STEAM 教育とは、Science、Technology、Engineering、Arts、Mathematics の頭文字による言葉で、AI(人工知能) や IoT(Internet of Things) などの発展に対して必要な科学技術を学ぶと共に、論理的思考力や問題解決能力を養うものである。リベラルアーツ教育とは、単一の専門領域に関する知見だけでは解決できない問題に対応できるよう、さまざまな角度から物事を柔軟に考えられる思考力を養うものである。これらは、社会の変化に応じて、従来の知識集約だけでなく、自発性・創造性・問題解決能力を持って知識を活用していくための学習も必要となったことの表れであろう。こうした知識以外の学びもまた、LMS 上での支援機能やライブ配信型授業など、ICT の活用が始まっている。

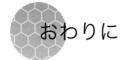 おわりに

　Society 5.0 の世界では、特定の分野のみを学ぶのではなく、リベラルアーツ教育や STEAM 教育を充実させ、より幅広い学問領域を横断的に学び、多角的な視点とアプローチ手法を身につけていく必要があるだろう。そのためには、アクティブラーニングなどを活用しながら効率良く主体的・対話的な深い学びを実現していかなければならない。そうした中で、ICT の役割は、個人の学習状況を蓄積しながら、それらを学びのポートフォリオとして記録し、AI によって学習計画や学習コンテンツの提示をすることで、精度を高めた学習に寄与するものであると期待したい。GIGA スクール構想により学校に ICT 環境が整備されたり、2022 年にスマートフォンの普及率が 90% を超えていることからも、いつでもどこでも学習可能な状況は、広まりつつある。これからは、一斉授業にこだわることなく、LMS を中心とした e-Learning 環境を適切に活用し、教員も学習者も、個人に効果的な学びのサイクルを見つけていく方法を模索していく段階となっていくだろう。

6. デジタルヘルスと ICT リテラシー

東京医療保健大学医療保健学部医療情報学科　助教　新井　崇博

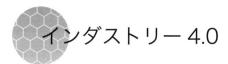 インダストリー 4.0

　デジタルヘルスについて知るには、まずインダストリー 4.0 について理解しておく必要がある。インダストリー 4.0 とは第 4 次産業革命とも呼ばれる。

　20 世紀後半から 21 世紀初頭にかけて起こったといわれている「第 3 次産業革命」によって、「ICT を活用した、自動化され効率化された大量生産」が確立されている。今日ではこれに AI やビッグデータ、IoT を取り入れ、柔軟性、カスタマイズ性を兼ね備えることで、さらなる最適化が進められている。この「最新の ICT を活用し、顧客ごと（医療でいえば患者ごと）に最適化されたサービスを効率的に提供」しようとする取組みがインダストリー 4.0 である。例えば、利用者の体型を計測して最適な衣料品を勧める機能を有する「ZOZOSUIT®」[1]*1 などは、インダストリー 4.0 らしいサービスといえるだろう。

---

*1　2023 年現在、一般消費者向けの ZOZOSUIT のサービス提供は終了しているが、その後この技術を改良した ZOZOSUIT 2 が発表され、新サービスの展開が模索されている。

デジタルヘルスの概要

　昨今に掲げられるようになった「デジタルヘルス」（digital healthcare）とは、文字通りデジタル技術と医療の融合を指す。これまでの医療においても、レセプトコンピューターや電子カルテシステムをはじめとしてデジタル技術との融合は図られてきたが、インダストリー 4.0 にまつわる技術革新や取組みが背景に存在することを考慮すると、デジタルヘルスとは「インダストリー 4.0 時代の医療」といえる[2]。すなわち利用者や患者に対して個別に最適化された医療を提供しようとする点で、これまでのデジタル化された医療と異なる。

　デジタルヘルスが与するのは、専門の医療から家庭における予防医療まで広範囲であり、場所や時間に束縛されず効率的かつ状況に応じた医療の提供が進められている。

デジタルヘルスの動向

　今日ではスマートフォンやウェアラブル機器といった小型のコンピューターが十分に普及している。さらに、IoT や Bluetooth[®] といった小型機器に搭載可能な通信技術が普及していることにより、これまでは独立して利用されていた医療機器がデジタルインフラに接続できるようになっている。このようなデジタルインフラを活用することで、我々はより手軽に医療を利用できるようになっている。

　Apple Watch[®3] などの汎用的なウェアラブル機器や、通信技術を搭載した血圧計や体組成計といった家庭用医療機器は、PC やスマートフォン、Web サーバーに心電図や血圧などの計測データを自動的に蓄積し、管理

できる。

　これらの個人利用の機器は、蓄積した計測データを分析し、利用者に対し健康に関する一定品質のアドバイスを提供できる。こうした「医療のパーソナルユース」ともいうべき体験が広く提供されるようになることで、より多くの人々に予防医療が浸透することが期待されている。

　一方、病院などの医療現場では、IoT が搭載されている医療機器によって、カルテのみならず、各患者から生ぜられる種々の医療情報がデジタル化され、データベースに蓄積されている。蓄積された大量の医療情報は、医療従事者間での柔軟な情報共有や AI による診断支援、ケアプランの策定などに役立てられる。

　ICT を活用することで、患者からの医療情報の取得は場所を選ばないものとなる。IoT が搭載された家庭用医療機器を活用することで、計測結果の記録や医療機関への提供は自動的に実行される。さらにインターネットを併用することでオンライン診療が対象とする範囲も拡大できる。

　デジタルヘルスによるこうした医療現場改革により、医療従事者の負担軽減が期待されている。

　わが国は高齢化社会として、医療においても様々な課題を抱えている。デジタルヘルスによる予防医療の浸透や医療従事者に対する負担軽減が、このような課題の解決につながることが期待されている。

デジタルヘルスにおける ICT リテラシー

　ここまでデジタルヘルスとその動向について、概要を示した。我々がこうした最新技術による恩恵を享受し、誤りによって不利益を被らないためには、これらのシステムを主体的に正しく使いこなす能力が一定程度要求される。この能力をリテラシーと呼ぶ。

　個人が健康管理や予防医療にスマートフォンや家庭用医療機器を利用する場合には、多くの製品から選択する必要があるため、各機器の信頼性や使いやすさといった性能を比較することになる。利用者は製品に関する情報を入手したとき、その情報の信ぴょう性を見極める必要がある。また、デジタル情報は残存性、複製性、伝搬性を有し、機器が利用者から取得した情報をどう扱うかは、その機器に搭載されたソフトウェアが掌握している。利用者は、情報がどこに保管され、どこに送信されうるのかを把握するよう努める必要がある。

　企業や医療現場においてデジタルヘルスシステムを運用する際には、さらに応用的なリテラシーが要求される。

　組織にシステムを導入するには、システムベンダーに新たなシステムの開発を依頼する方法と、すでに販売されているシステムを購入する方法がある。いずれの場合でも、システム導入による投資効果を十分に発揮し、なおかつシステムに由来する問題を回避するためには、導入以前に組織における業務要件を可能な限り明確にする必要がある[*2]。このとき重要であるのは、システムだけを中心に考えることではなく、システムとその周辺業務を併せ、包括的に業務プロセスを検討することである[4]。

　すなわち、単に巨額を投じてシステムを導入すればよいというわけではなく、システム取得者には供給者と連携して業務を刷新していく姿勢が要求される。

　システム導入後も、システム上の情報の扱いにはセキュリティ上の注意や対策を徹底して継続する必要がある。またシステムを継続して運用できるように、保守や運用状況の監視を実施する必要がある。

[*2]　こうした活動をシステム導入担当者だけで完遂することは難しいため、経営層をはじめとして、組織全体の積極的な協力が求められる。

　このように、デジタルヘルスを活用するには、利用者の目的に応じ、ICT に関する基本的知識に加え、主体的に正しく使いこなす能力が要求される。

参考文献

1) 「【パートナー企業募集】ZOZO の計測テクノロジーをもっと多くの人とサービスへ - 株式会社 ZOZO」, https://corp.zozo.com/measurement-technology/（2023-01-31 閲覧）, 千葉：ZOZO.

2) 加藤 浩晃,「医療 4.0 第 4 次産業革命時代の医療」, 東京：日経 BP, 2018.

3) 「Apple Watch Series 8 - Apple（日本）」, https://www.apple.com/jp/apple-watch-series-8/（2023-02-08 閲覧）, 東京：Apple Japan.

4) 情報処理推進機構 社会基盤センター,「SEC BOOKS 共通フレーム 2013 ～経営者, 業務部門とともに取組む「使える」システムの実現～」, 東京：情報処理推進機構, 2013.

1. 人工知能の医療応用
～歴史と課題～

東京医療保健大学 名誉教授 **津村 宏**

はじめに

　私は、1978年に電電公社(現在のNTT)の研究所に入社しました。その頃世界では、第2次人工知能ブームが始まりかけていました。入社4年後にNTTでも人工知能の研究を行うために新たな研究室が発足し、私も配属されました。その時から人工知能の医療応用を担当し、以来ずっと医療関係システムの研究開発に携わってきました。そこで最終講義では、人工知能の医療応用の歴史と課題について述べます。

第1次人工知能ブーム

　コンピューターに知的活動を行わせる研究は、コンピューター誕生の頃から行われています。1956年ダトーマス会議でマッカーシーがコンピューターの知的活動にArtificial Intelligence(人工知能)という言葉を使用して以来、人工知能(略称AIと言う)という言葉が定着しました。その頃から1960年代にかけて第1次人工知能ブームがやってきます。当時の人工知能の研究は、迷路探索とかチェスなどの簡単なゲームが対象でした。

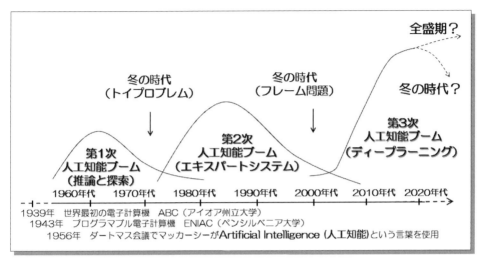

図1　人工知能研究の歴史

　第1次人工知能ブームは、ゲームのようにルールとゴールが決まっている問題ではきちんと動きます。しかし現実の世の中には、そのような簡単な世界はなく、第1次人工知能は何の役にも立たないもので、トイプロブレム（おもちゃの問題）と呼ばれます。そしてブームは終わり人工知能の冬の時代がやってきます。

第2次人工知能ブーム

1　エキスパートシステム

　1970年代後半になるとエキスパートシステムを中心として、第2次人工知能ブームが巻き起こりました。特に、医師の考え方をコンピューターにインプットして診断や助言を行う医療エキスパートシステムの研究が盛んになります。

　その中でも Shortliffe が作った MYCIN が有名です。血液の感染症とその治療薬の選択をサポートするエキスパートシステムです。プロダクションルールというルールで知識が表現されています。CASNET は、東京理科大学にいた溝口先生がアメリカから持ち帰り、日本でも緑内障の診断をするシステムとして研究が進められました。Pople と Myers が開発した INTERNIST では、「この症状があるとこの疾患に何％の確率で罹患している」「この疾患に罹患していると何％の確率でこの症状を呈する」という evoking strength と frequency を、様々な論文を調査して作ったもので、約500の内科系疾患が診断できます。私は DOCTORS という、頭痛の診断をするシステムを作りました。DOCTORS は、MYCIN と同じようにプロダクションルールで知識が表現されています。今でも「インターネット医療と健康よろず相談室」というホームページ上で稼働しています。

　プロダクションルールというのは、「もしズキズキする痛みなら拍動性の頭痛」「もし締めつけられるような痛みなら圧迫性の頭痛」というように、「もし△△であれば○○である」というルール形式で知識を表現します。このルールを集めてデータベースのように蓄積しておくところを知識ベースと言います。エキスパートシステムでは、患者さんが答えた症状と知識ベースのプロダクションルールとの照合を繰り返して、結果として疾患名や助言などを出力します。

　Shortliffe は、MYCIN でプロダクションルールに確信度を付けました。「もしズッキンズッキンとする痛みなら拍動性の頭痛の可能性が90％」「もし締めつけられたような痛みなら圧迫性の頭痛の可能性が60％」というように記述します。この確信度は、数学のベイズの定理に基づいています。

　DOCTORS では、Shortliffe の考えを発展させ、患者さんが訴えない症状に関してデフォルトで解釈するデフォルト確信度を追加しました。例え

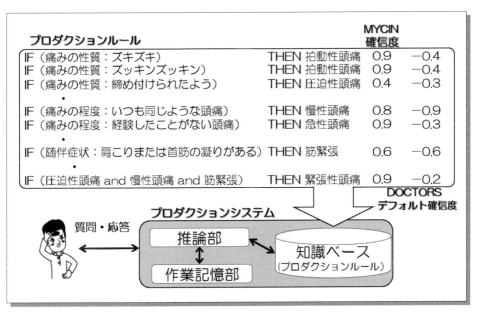

図2　プロダクションルールとプロダクションシステム

ば、患者さんがズキンズキンと訴えているときは拍動性の頭痛の確信度を
90％とし、もし患者さんがズキンズキンと訴えていなければ拍動性の頭痛
の可能性を− 40％とするデフォルト確信度を新たに考案しました。この
デフォルト確信度で診断精度が高まり、研修医程度の診断レベルが実現で
きたと評価されています。
　第２次人工知能ブームでも実際に実用化されたシステムは、ほとんどあ
りません。DOCOTRS の技術を基に開発した健康管理システム
HELSMEK は、現在でも進化を続け NTT テクノクロスが「HM-neo」と
いう名で販売している数少ない実用システムの一つです。HELSMEK は、
人間ドックの多種多様な検査データから成績表の作成を人工知能が行いま
す。従来は、コンピューターに入力された検査データを見て、医師が診断

名やアドバイスなどを判断していました。HELSMEK では、様々な専門分野の医師から聞いた診断の知識やアドバイス文を知識ベースという形でコンピューターに入れておいて、診断名やアドバイス文を人工知能が判断します。この HELSMEK を導入した効果として、医師の負担軽減が挙げられます。ある病院で受検者 1 人当たりの人間ドック成績表作成のための医師の所要時間を測定したら約 13 分でした。HELSMEK 導入後は、人工知能が判定を出し医師はそれを確認すればいいので約 3 分で済むようになりました。約 76％の時間短縮ができたのです。その他にも、便潜血反応検査や肝機能障害の判定などの誤診がなくなったという効果もありました。更に、従来は担当医師によってばらつきがあった人間ドックの判定基準も、人工知能の判定でばらつきが解消されました。

2　第 2 次人工知能ブームの課題

第 2 次人工知能の問題点は、フレーム問題と言われます。エキスパートシステムは専門家からヒアリングをして知識ベースを作成しますが、専門家の知識をすべて引き出すことは困難です。HELSMEK では、ルールがなくて判断できないものを表出できる仕組みを作り、抜けているところを複数の専門医で確認して新たなルールを追加するようにしました。

また、互いに矛盾するルールが生じた場合、どう処理するかが難問です。人工知能は矛盾や例外には対応できません。結局、エキスパートシステムもルールが明確なことにしか適用できませんでした。こうして第 2 次人工知能ブームも冬の時代を迎えました。

第３次人工知能ブーム

1　第３次人工知能ブームの起点

　第３次人工知能ブームの起点は、2012年の大規模画像認識コンペティションだと言われています。このとき、トロント大学のヒントン教授がSuper Visionというシステムを出しました。Deep CNN、畳み込みニューラルネットワークという技術を使用して画像認識のエラー率が15.3％と好成績をあげました。これがディープラーニングの基となった技術です。当時、画像認識のエラー率は30％切れればすごいと言われていました。他のシステムはFuzzy Velocityを使っていましたが、ヒントン教授がディープラーニングを使ってエラー率を劇的に下げたので、みんながディープラーニングの研究を始めたのです。

　ディープラーニングのもともとの考えは、脳神経細胞のモデルです。これをコンピューター上で実現するには、ユニットを作って、他のユニットからX1、X2、・・Xnという信号をもらい、これらの信号にW1、W2、・・Wnの重み付けを行い、ユニットに入力し、ユニットの中で演算

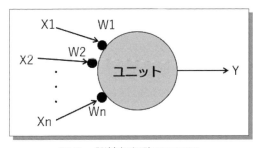

図３　脳神経細胞のモデル

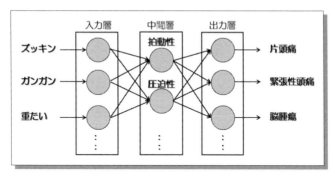

図４　パーセプトロンの概念

して、あるしきい値を超えたら Y に信号を出して、別のユニットに信号を伝えるという仕組みです。

　第２次人工知能ブームのときには、パーセプトロンという技術がありました。これは、脳神経細胞モデルのユニットを入力層・中間層・出力層という３層の構成にしたものです。頭痛であれば、ズキズキやガンガンなどを入力層に対応させ、中間層に拍動性や圧迫性などが対応し、出力層に片頭痛や緊張性頭痛などの診断名が対応します。入力層から中間層、中間層から出力層へのつながりの重みづけが異なります。入力層で選択された内容を、中間層で計算し、その信号値を次の出力層へ出して診断します。各層の計算は、計算量も多く非常に面倒で、当時の計算機能力ではユニットの数をすごく限定していました。ただ、パーセプトロンは重みを調整する学習が可能だったのが利点です。DOCTORS の頭痛に関してもパーセプトロンで重みを学習させ、診断をさせてみましたが、プロダクションルールで作ったものと精度はほとんど変わりませんでした。

２　ディープラーニングとは

　第３次人工知能ブームのディープラーニングは、たくさんの階層を設

け、しかもユニットも大量に置いています。画像認識の例では、カーネルといわれている一定のサイズで切り取った画像を入力層に与えます。入力層の次の畳み込み層では、画像がカーネル内のどの位置にあるか特徴を判別するフィルタが沢山あって、カーネルの画像とフィルタの一致の仕方で重みを変えて次のプーリング層に伝えます。プーリング層では、細い線なのか太い線なのかというような特徴を判別します。それをまた次の畳み込み層のフィルタに入れて、その出力を次のプーリング層に入力して、というのを繰り返します。最後に結合層という最終的な出力層に向かって動作するという形になっています。各ユニットは、前段のユニットからの信号に重み付けをして、それらをもとにユニット内で演算し、次のユニットへ信号を出すかどうか判断します。ディープラーニングでは、たくさんの画像を入力してこの重み付けを調整していきます。膨大な量の演算が必要なことが理解できると思います。そして判定したい画像を入力すると、その画像が何であるかの確率を出力層から出します。

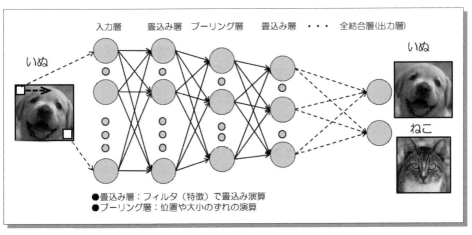

図5　画像認識ディープラーニングの原理

　このような大量の複雑な演算ができるようになったのは、コンピューターの性能向上のおかげです。特に多くの人がゲームを楽しみ、リアル性を追求したことで、画像処理に特化した高性能な LSI が開発され進化しました。また、コンピューター操作性向上のために GUI（グラフィカルユーザインタフェース）を用いた OS（Windows など）が出現し、メモリの大容量化、データ転送速度の高速化などが実現し、コンピューター性能が圧倒的に向上しました。

　また、ディープラーニングには、学習用に画像データがたくさん必要になりますが、スマートフォンで簡単に撮影できるようになったばかりか、防犯カメラや YouTube などからも入手可能となりました。動画が 1 分もあれば、少なくとも 1800 枚（30 フレーム / 秒 × 60 秒）の静止画が作れます。様々な種類の画像が大量に容易に入手できるようになったので、画像認識の研究が飛躍的に向上しました。

3　画像認識人工知能の医療応用

　人工知能による医療系の画像認識は、CT や MRI などの診断の補助に役立ちます。従来は、1cm 刻みぐらいで撮影していたので、10 枚程度の画像を医師が見て診断していました。現在では 1mm 刻みぐらいで撮影するので、100 枚くらいの画像を見なければ診断できません。専門医でもかなりのハードワークです。その読影を人工知能が補助をして、異常と思われる部分をピックアップします。内視鏡検査でも医師が検査しながらリアルタイムに診断を行うので、同時に人工知能がサポートしてあげれば医師にとって有難い人工知能となります。病理医も病理診断では、標本の視野や倍率をものすごい速さで切り替えながら診断しますが、病理標本の全体をすべて見るのは無理です。人工知能が一旦全部見て、問題のありそうな部位を抽出し、最終的な診断を病理医が行うことができれば病理診断の効率

化につながります。

4　第 3 次人工知能ブームの課題

　現在は、第 3 次人工知能ブームと言われ部分的には実際に用いられています。一方で、問題点も少しずつ明らかになっています。

（1）ブラックボックス問題

　2017 年に NHK スペシャルで「人工知能　天使か悪魔か」というタイトルで、UCLA 病院の心臓移植をコーディネートする人工知能の例について放送されました。この UCLA 病院では、過去 30 年間にわたる心臓移植の患者データを人工知能に学習させ、心臓移植を希望する患者の中でどの患者を選ぶべきか答えを出す人工知能を開発しています。医師は人工知能の予測をもとに患者の移植順序を決めることになります。「人工知能はブラックボックスだが、多くの患者の命を救うためには人工知能の予測は欠かせない。」と担当医師は言います。この判定によって移植ができず回復の望みを断たれた人もいれば、移植できて救われた人もいます。人工知能の予測が、人の運命を残酷なまでに分けることとなっているという現実があります。

　私が UCLA 病院の心臓移植患者なら納得できません。人工知能の課題として、ブラックボックス問題があり、データが入力された後、人工知能の中で何が起きているのか全くわからないからです。途中過程が説明できなくて、結論だけ出されても納得できるわけがありません。なお且つ、この結論は 100％正しい選択であることを保証しているわけでもなく、与えられたデータだけで 10 年後の生存確率を言っているだけです。にもかかわらず人工知能は 100％正しいと考える人たちがいます。あくまでも入力されたデータから計算できる確率を示しているだけであることを、理解し

なくてはなりません。

（2）トロッコ問題

　「トロッコ問題」と言われている問題もあります。自動運転の自動車で走行中に前方で事故が起きて、車線上に複数の人が放り出されました。このまま進むとその人たちをひいてしまう。右にハンドルを切れば対向車に正面衝突、左に切ると崖底に落ちて自分が死ぬ。これをどう学習させるかという問題です。右に切って正面衝突する、左へ切って自分が犠牲になるという学習をさせた自動運転自動車は、商品として成立するのでしょうか。人をひいたとしても、そもそも自分がハンドルを持っていないのだから、車の所有者、製造業者、学習データを与えた人、誰が責任者なのか。何の回答も出ていません。これを十分に議論して、世の中のコンセンサスを得て、法律できちんと決めない限りは、こんな車を公道で試験するのはおかしいのです。

（3）AI 信仰問題

　人工知能は 100% 正しい結論を出すと信じる AI 信仰問題があります。例えば、データ群 A で学習したら結論は α になる。このデータ群 A に B というデータを追加して学習したら結論が β になったということが考えられます。どこまでのデータ群で学習させれば人工知能が正しく判定できるのか、まだわかっていないのです。現に過学習すると回答が不適切になる場合があるというのが報告されています。UCLA では、学習データを 30 年分入れたと言いますが、30 年あれば検査精度も検査項目も治療法も変化しています。そんな昔のデータを使って「学習した」と言っていることが問題です。最新の症例データだけを用いて学習していたら、回答は異なっているかもしれません。また、人が生きたいと思うデータ。毎日家族

が見舞いに来て「退院したら遊びに行こう」と言われている患者と、誰も見舞いに来ない患者とでは、生に対する心構えが違います。そういうデータを入れずに決定していいのでしょうか。学習に用いるべきデータ群は何なのか、この部分も明確にすべきです。

（4）人工知能の用い方問題

「AIが予測　この子の学力、どれだけ伸びる？」という記事が2020年1月19日の朝日新聞に掲載されました。自分が考えているよりも学力が伸びないということを人工知能に言われたら、「俺はこのくらいしか伸びないの。じゃ、勉強やめた。」ということになるのではないか。完全に間違った人工知能の使い方です。君の場合は勉強法をこう変えたほうが伸びるよとか、君の場合は苦手から克服しようとか、君の場合は得意分野を更にレベルアップしようとかアドバイスするべきです。人工知能を本気で研究している人たちは、多分こんなことは考えていないのですが、人工知能を信仰している人は何にでもお構いなしに人工知能を用いようとしています。これが一番の問題かも知れません。

おわりに

　人工知能の応用は、様々な分野で急激に進行しています。そこで使っている学習モデル、理論や実装技術などは、次から次へと新しく出てきます。人工知能に興味を持つことは重要ですが、情報処理の基礎的なことを知らずに、人工知能だけを追求しても、新たな理論や技術が理解できなくなる可能性があります。今皆さんが大学で学習しているプログラムやデータベースなど基礎学習がきちんと理解できるようすることが最も重要です。基礎知識を身に付けておけば、新しい人工知能の理論や技術が出てき

ても理解できるようになります。同じように授業で扱っているプログラム言語Ｃ＃をきちんと書けるようになれば、JavaでもPythonでも人工知能用言語LISPでも簡単に理解できるようになります。大学時代に基礎をきちんと学習し身に付けましょう。

　また、一昔前は、医事会計など医療周辺の部分をシステム化すれば医療機関に導入してもらえました。しかし、今後の医療系システム開発（特に人工知能の応用など）は、医師、看護師、薬剤師など専門家と協働しないと無理です。このためには、技術者でも臨床検査、治療法や診断法など医療を理解していることが前提になります。皆さんが医療情報学科で学んでいる「医療」と「情報」が非常に重要だということを忘れないでください。

　（本稿は、2020年1月に行った最終講義「人工知能とその医療応用について－歴史と課題」をもとに加筆したものです。）

2. 台湾の看護ケアにおける公衆衛生及び遠隔医療支援システム

秀傳医療グループ　副院長　劉　立

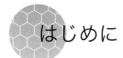

はじめに

　秀傳医療グループは台湾の北から南まで、全部で8つの病院を持っています。グループ企業は20社あり、年間総売り上げは約5億ドルです。現在の病床数は3,600床ですが、南で建設中の新しい病院を含めると計4,500床程度になります。

　まず紹介したい点として、秀傳の病院はフランスと提携しており、アジア唯一の内視鏡手術トレーニングセンターが設置されています。日本をはじめ、中国や東南アジアといった各国の医師が集まり、互いに内視鏡手術の練習や議論を行っています。

　また、ASUSと合弁会社をつくり、asus LIFEというクラウドサービスを提供しています。その他、台湾の厚生労働省のプロジェクトも実施しており、特に最近では、戦争の影響でセキュリティー関係のプロジェクトを行っています。さらに、国から依頼を受けてEMRのプロジェクトも手掛けています。このように、健康と医療に関わるプロジェクトを国の各機関や部署から受けています。

　弊社は病院医療を行う中で、医療ITを非常に重視しています。医療IT

に関しては台湾で5つの会社を持っており、日本、香港、マレーシアでも3社が海外展開を行っています。中でも、日本との提携に最も重点を置いています。

Pandemic Information System（PIS）

新型コロナウイルス感染症の関係で、医療現場は非常にさまざまな困難を乗り越えてきましたが、その中で最も英雄となったのは看護師たちだと私は考えています。そのため、われわれが看護師にさまざまなツールを提供することで、より効率良く仕事を進められる環境にしたいと思っています。

弊社は台湾において、看護に対するさまざまなシステムを提供してきましたが、現在は看護のデータに関するセキュリティーに非常に力を入れています。特に新型コロナウイルス感染症の関係で、病院の中では多くの患者が十分にケアされていない現状があります。われわれの方法として、まずは病院の中で Smart Hospital を実験し、Tele Health として退院後に遠隔地のヘルスケア行い、そして在宅入院のような形で Hospital @ Home という連携を行います。この3段階による Pandemic Information System（PIS）で患者をケアしていきます。

このシステムの中で非常に重要な要素となっているのは、個人情報に関連するセキュリティーです。次に、国際化に向けて、データの共有によって国際基準に合わせていく必要があります。また、それを自動化して、AIoT の形で入力を簡潔にしていきます。

Smart Hospital System については、センサーまたはモバイルを通し、AI の応用によって遠隔地とチームワークで1つの連携プレーを行うことで、このシステムを完成させています。病室の中でも AIoT をうまく活用

して業務を行っています。

　次に、Tele Health における訪問看護や訪問医療の流れを紹介します。オンライン診療においては、単なるカメラを通しての診察ではなく、さまざまなポータブルデバイスを導入して訪問看護の場ですぐに検査を実施し、検査データを基に遠隔地の医師が診察を行っています。さらに、この仕組みは介護にも延長しています。新型コロナウイルス感染症の期間中、患者はデイサービス施設まで行くことができないため、われわれがオンラインで患者と会話し、薬の服用状況等を確認しています。

　さまざまなポータブルデバイスを導入し、訪問看護の場で検査を行う一つの例として、眼底鏡があります。これは眼科のデバイスで、現地で撮影するものです。専門医でない場合は、オンラインで専門医と写真を議論しながら共同審査を行います。

　Hospital @ Home に関しては、まず、われわれが小さい頃、往診に行く医者はいつもかばんを持っていました。今後は恐らく、もう一つのかばんを用意し、さまざまなデバイスを持っていき、その場で検査ができる形になると考えています。今後の訪問看護やオンライン診療には、このような設備が欠かせません。見守りシステムの中では、よくウエアラブルデバイスが検討されていますが、高齢者は体に何か装着することを非常に嫌がるため、われわれの方向性としては非接触型のセンサーを中心に考えています。

　PIS の 1 つ目の核であるセキュリティーについてです。実際に病院で流れているデータの全てにおいて、セキュリティーは非常に重要です。今後はロボットで手術を行う時代に入ってくるため、単にデータが取れるだけではなく、遠隔地からの制御が可能になると、セキュリティーが要求されます。

　そこで、われわれは 1 つの製品を開発しました。この機械が 1 つのゲー

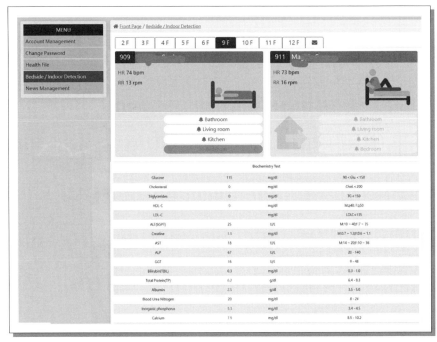

図1　Hospital@Home　高齢者向け 在宅健康管理システム

トとして医療機器やデバイスを完全に介し、全て分散化するため、ハッキングされた場合も一部分しか見ることができません。見る際はブロックチェーンの仕組みを全てリカバリングしなければならないというセキュリティーシステムになっています。

　2つ目の核となる国際基準についてです。現在、コロナ禍において海外へ行く際は、ワクチン接種のパスポートが国際的に要求されていますが、台湾側の HL7 FHIR システムは、弊社のスタッフが国に提案して完成されたものです。院内や部署間、病院間、国家間のデータのやりとりにおいて、セキュリティーが非常に要求された一つのポイントになります。

　3つ目の核となる国際基準 AIoT についてです。現在、CT、MRI、マ

ンモグラフィやウェアラブル部分が既に IoT として全てリンクされていますが、将来的には大きな医療機器も IoT と定義し、全てを 1 つの IoT ネットワークでつなげることを確信しています。

　特に医療機器のシステムは大半が縦系のシステムのため、異なるシステム間のつなぎがなく、データを変換しなければならない状態です。そのため、横のつなぎが欠かせないことになると弊社は考えており、このような方向性でシステム開発に取り組んでいるところです。

AI について

　秀傳の社内において、AI は「BI」と「CI」をプラスしたものと定義しています。「BI」は Business、「CI」は治療の AI を指し、この 2 つを合わせて AI と考えています。実際に日本の医療機関とも、今後の AI に関する提携と共同研究に関して、この方向性で議論しています。

　弊社が開発した AI 製品は約 30 種類あります。例えば、中国の乳房検査において、撮影画像の中で疑いのある部分を AI が判断して色分けするシステムがあります。また、肝臓の CT においても、連続データとして AI が画像を読み込み、臓器を見つけ、臓器の中の疑いを色分けで表示するという、一つの連続性データの AI があります。脳がんについても同じ連続データを用い、実際の脳がんの所在を色分けして表示します。通常、CT や MRI での撮影は平面の 2 テスラが中心ですが、われわれは 2.5 テスラまたは 3 テスラのレベルで連続データを撮り、AI が判断します。

　秀傳 AI の臨床応用の流れとして、医療機器で撮影した写真が DICOM を経由し、さまざまな部署においてデータでレポートを生成します。そして、そのデータが NIS と ER に入っていく仕組みとなっていますが、われわれはこのプロセス自体も全て AI 化しようと考えています。

特に新型コロナウイルス感染症の期間中は看護スタッフが非常に忙しく、自身が病気になっても患者を見なければならない現状でした。そのため、このAIシステムはあくまで医師の代わりに何かを行うわけではなく、あくまで一つの補助として、医療スタッフの時間を患者に合わせられるような形になります。

また、さまざまな論文も発表しています。最近では、保険省や台湾大学付属病院等との共同で、超音波AIに関する論文も発表されました。

日本と台湾の協力

3年前、秀傳医療グループと東京医療保健大学で教育研究連携協定を締結したのですが、その後すぐにコロナ禍になってしまいました。現在やっと解放されたため、これから全面的に提携および交流を行いたいと考えています。さまざまな接点を設けて、今後も大々的に交流していきたいと思います。

大学との提携案として、まず日本の標準をベースにしたForm Generationをつくり、それによって全体のドキュメントが自動生成され、最後にAIが組み込まれるような一つのシステムを完成させたいと考えています。教育現場からスタートした後、実際の医療現場に持っていきたいと思います。このようなものを将来的にAI化していくことが非常に重要なポイントとなります。

実際に、われわれはカナダのある病院と提携し、在宅入院のようなコンセプトでシステムをつくり上げました。それを参考にしながら、次は日本版も日本の市場に持っていきたいと考えています。

家の中に幾つかの設備を持ち込み、非接触型デバイスを中心にした高齢者向けの在宅健康管理システムを完成させます。今のデバイスは非常に進

んでおり、従来は病院で検査しなければならないものでも、現在は１滴の血から多くのデータが得られるポータブルデバイスが開発・販売されています。

　例えば、モニタリングシステムとして、やはり在宅でベッドにいる状態ではプライバシーが要求されるため、われわれはカメラでなくデータのシステムを使用しています。以前は病院で検査しなければデータが得られない状況でしたが、現在は在宅のポータブルデバイスでも同様の検査が可能です。そのため、コロナの関係で病院に来られない場合でも同じ結果が得られます。

　もちろん、これは記録だけでなく、実際に標準値を超えれば指定された場所に警告を出します。携帯やスマートフォン、または家族への連絡といったシステムの延長も可能です。台湾において、看護師がスマホを用いてさまざまな業務を行うことは普通になってきています。一方で、日本の病院ではそこまで普及されていないため、ぜひ台湾で見学していただき、日本語版の良いシステムを提供していきたいと思っています。

　また、AIoT のデバイスを介して、遠隔地のバイタルサインのデータをモニタリングすることも可能です。

　その他、これから日本の大学と提携・実証実験を行っていきます。例えば、人がデバイスの前に立つと、センサーを使って心拍と呼吸がそのまま表示される装置などがあります。これらの実証実験を、全国で検討していきたいと考えています。

今後の方向性

　これからの生活の中では、自身の健康であるべき道を企画していかなければならないことが非常に重要になります。健康であることは人間の大き

な一つの権利であり、どのようにその権利を果たすかという部分には、さまざまなデバイス、ツール、看護の重要さが含まれています。

　弊社は、東京医療保健大学をはじめさまざまな機関と時間をかけて研究を行い、台湾の良いものと日本の良い部分を全て組み合わせ、日本の市場と社会に提供していきたいと思っています。ぜひ、われわれが提供できるものを参考にしながら、より効率的なシステムによって看護師たちを支援できる形に持っていきたいと思っています。

（2023 年 2 月 18 日の東京医療保健大学ヘルスケア DX シンポジウムの講演をもとに再掲しています）

3.　地域に根差した医療を支える ICT システム

社会医療法人慈生会等潤病院　理事長　**伊藤　雅史**

病院の紹介

　私どもの病院は 164 床の中小病院です。その他に健診センター等潤、常楽診療所（在宅医療支援診療所）、介護診療所、100 床からなる介護老人保健施設があります。【地域と共に生きる慈しみのトータルヘルスケア】という理念のもと、地域に根差した医療をトータルで提供しております。また、現在建設中の新たな病棟もあります。

　私が現職である理事長に就任した 2007 年当時、就任半年で 2 つの危機感を感じることとなりました。1 点目は、病院（法人）存続に関するもの、2 点目はマネジメント不在による働きやすさの不足等の懸念です。そんな折、2001 年版の医療用語辞典に病院改革のヒントを見出すことになります。Hospital、すなわち病院という用語が従来の医療を提供する施設ということだけでなく、「垂直統合した医業事業体」によって統括される地域全体を指す傾向があり、それによって当該医療県内に異なる医療プログラムを提供する施設を様々な場所に配置するものと記されていたのです。すなわち、病院完結型医療から地域完結型医療へと、定義の変化が記載されていました。

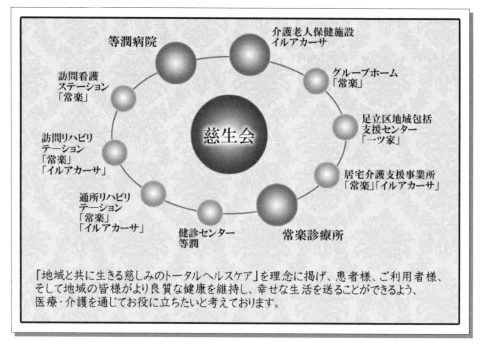

図1

　そこで重要となったのは、新たに登場したこれらの病院が機能分化する一方、電子的に統合された地域医療ネットワークを形成しているという点でした。経営と情報の両方が統合されない限り、効果的に活用することが難しいため、情報の統合に注力することが必要だと実感したのです。しかしながら2010年当時、当院のシステムでは電子カルテの入力を行っておらず、各事業所のIDも異なっていたため、まったくもって連携は取れておりませんでした。

　そこで、現状ではPHR（パーソナルヘルスレコード）の導入や働き方改革を取り入れている次第ですが、その中でも2点、①インフラ整備②情報共有についての我々の取り組みを説明いたします。

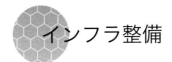

インフラ整備

　まずはインフラのセキュリティを確立させ、利便性を高めるために、電子カルテや介護システムの導入が必須となりました。

　従来導入されていたオーダリングでは、データの利活用や情報共有において適正ではないと判断したため、他社のものを採用することとなり、その際のデータ移行が非常に困難となりました。その際に必要となった作業が以下の 6 点です。

① 　直近 1 年の検査データ移行 (データ交換規約確立のため容易)

② 　前回処方の転記

③ 　直近オーダーの転記

④ 　予約情報の転記

⑤ 　入院情報の転記

⑥ 　オーダリングシステムの仮想端末への仮想変換移行 (P2V)

　①に関しては、データ交換規約確立のため容易に移行ができましたが、その他すべての作業が医師をはじめ多職種での手作業となったことが困難を極めました。このことからも、国を挙げての電子カルテのデータ統一の必要性を痛感しました。

　2012 年には外部のデータセンターの活用が法律的に許可されたため、当時としては珍しく 1Gbps のプライベートクラウド（専用回線）を用いた通信の利用を開始いたしました。

　2023 年現在もほぼ同等のスタイルで、ダイナイーサと呼ばれる 1Gbps を保証される回線との冗長回線を行っております。また当時 35 台分のゲスト OS に対し 20 台程度のサーバーが必要であると言われておりましたが、仮想化技術の使用によりサーバー数を 4 台まで削減することが可能と

なりました。

　従来、医療系ネットワークはインターネットとの接続がありませんでした。情報漏洩等の脅威のなさがメリットとされていましたが、実際には遠隔サポートやオンライン提出のためにインターネットを利用されることもありました。そこで、ファイアウォールのようなUTM、総合脅威管理装置を設置し、通信を文字情報ではなくイメージ情報とキー入力情報のみにすることで、インターネット側からの情報の閲覧を不可とし、医療系ネットワークからはどの端末でも閲覧できる状態とすることが可能になりました。Windowsの脆弱性を狙った攻撃も仮想パッチにより保護されており、2012年の段階でこのような技術による診療系・情報系システムのインターネットの利用が可能となりました。

　現状も基本的に同等のシステムを使用しており、法人内の医療系・介護系・事務系すべてを同一端末で、システム上の仮想端末を通じてインターネットに接続する流れとなっています。訪問診療の端末からは逆向きのインターネット接続によって中の電子カルテに入ることができるようになり、病院内と同等の環境でのリモートワークも可能となりました。

　それにより、訪問診療・訪問介護の際に記録されたデータが病院からも閲覧できるようになり、データの不十分によるトラブル等も解消できております。

慈生会内での情報共有の仕組み

　これらの基盤を元にした、現状での情報共有の方法をご説明いたします。
　まず、それぞれの事務所での異なった患者IDを統一しました。4つのマトリックスに分割後、名寄せを行い、当時の15万件程のデータのうち複合不可であった0.2%程についても都度対応も行いました。一元化は非

常に大変な作業ですが、これにより病院・訪問看護ステーション等、すべての事業所を同一 ID で繋ぐことが可能となります。

　医療系は電子カルテ MI・RA・Is、介護系は介護システム寿に集約をし、これらを繋ぐための医療・介護連携をベンダー・スタッフ間で共有しながら行いました。

　実際の使用方法ですが、電子カルテの介護情報タブを開くと、介護システムに記載されたデータを呼び出すことができ、介護利用状況を診療時に確認することが可能です。また介護施設でも電子カルテに記載された内容を確認することができ、相互に参照可能となりました。訪問看護ステーションの往診等の記載事項もすぐに電子カルテに取り込まれます。以上、独自の方法にはなりますが、医療・介護連携にて全体が1つの ID で繋がっている状態です。

　次に、職員の情報共有について、全端末ですべての検査結果を閲覧できるよう改善しました。日付順に検査が並び、心臓カテーテル動画、心電図、独自開発の遠隔読影システム結果、CT、MRI 画像、手術動画、内視鏡所見、画像レポート、線量も全端末で閲覧可能となりました。

地域における情報共有の仕組み

　地域連携医療については、残された課題が多くある状況です。お互いのメリットがなければ連携が成立せず、医療の質向上やコスト削減に努めたとしても、効率化して人が少なくなることで診療報酬が下がってしまうなど、矛盾してしまう点もありました。また、医療連携システムの明確なコンセプトや統一的な様式・プラットフォームが明示・確立されていないまま部分的な導入が始まってしまうことも混乱を招いています。連携の類型につきましては、地方都市型においては比較的連携がしやすいとされてい

ます。ただ、データや ID を管理する場所の大きさや、実施のためのスタッフへの負担が問題で、システム自体が出来上がっても横を繋ぐ方法は想定されていません。このようなデータセンター型の連携システムが、日本では大きな割合を占めている状況です。中核型は県庁所在地で、あじさいネット等の一部の成功例もございますが、都市型になると大変です。病院の数の多さはもちろん、大学卒業生同士の連携など、地域性と関係ない部分での連携ができてしまう問題点もあります。

　そこで数十年前に取り入れられたのが、ID-Link です。全国１つのサービスセンターにて名寄せを行い、情報を開示する病院と受け取る病院、それぞれで ID を呼び出します。先程のデータセンター型では管理者の責任の重さが課題でしたが、こちらは全国的な名寄せシステムが構築されていることがメリットです。例として、A → B 病院への転院の際、B → A 病院のデータを読み込むことが可能となりました。

　2015 年当時、地域連携システム導入実績は、東京都内約 650 病院のうち僅か 24 病院程でありました。日本医科大学と等潤病院の間においても、システムの違いにより接続ができなかった経緯があり、これはまずいということで業者に協力を得て接続実験を行うこととしました。そこで、IHE 規格があれば、お互い同じシステムがなくとも連携可能であることがわかりました。現在連携可能な項目は、ホームページにて公開されている通りです。しかしながら、現在でも連携不可能な項目は残存しています。特に DICOM が連携不可であることは弱点です。国単位での仕様の統一が進められれば簡単に連携できるはずと考えています。

　まだ過程ではありますが、NTT を介して連携の実現を目指している最中です。現在、東京都内約 24 施設にて地域連携システム導入済で、22 病院において、東京総合医療ネットワークというものを行っております。クラウド型であるため、開業医の先生方も参加可能です。

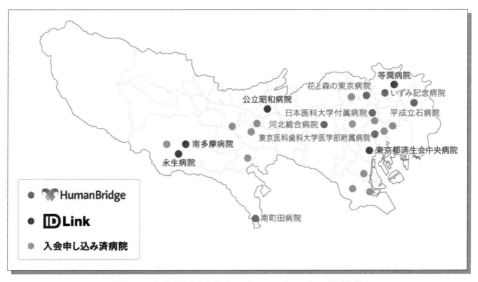

図２　東京総合医療ネットワークによる接続先
（東京都医師会ホームページから引用　https://tousoui.tokyo.med.or.jp/scheme/）
（2021 年 3 月時点）

　その他の連携システムである CareMill や PrimeArch も参入しています。2012 年にはタッチパネルを使用し、バイタルサインや使用薬剤の情報を患者へ向けて開示・共有してまいりました。スポットチェックモニタといい、測定した結果がすぐに電子カルテに取り込まれるといった技術も導入しております。2018 年にはタブレットを用いての情報開示が可能となり、患者自身がデータを確認できるようになりました。2019 年には患者個人の PC やスマートフォンでのデータ共有サービスが開始されました。

　CADA-BOX・カルテコサービスというシステムの使用により、院内にあるカルテデータや PACS、健診データ等を、サーバーを介して無料で提供しております。診断記録、検査結果、採血結果、使用薬剤、画像等の健診結果の開示が可能です。これらは緊急の場合や災害時に他病院に運ばれ

た際、非常に役立つであろうと考えています。ご自身で参照することで健康への関心の向上も期待できるほか、家族への共有も可能となるため、このような情報開示システムの広がりを今後も期待している所存です。

　最後に、現在のスマートフォンの活用についてです。PHS が使用不可となり、携帯への変更を試みた結果、看護師や職員が端末を 2, 3 台持ち運ばなくてはならない状況が問題となり、改善を試みてまいりました。そこで、DOCOMO のオフィスリンクという VPN サービスを利用することで、1 台のスマートフォンで外線・内線すべてを内線として扱うことができるようになりました。従来の内線をスマートフォンで無料で呼び出せるようになり、連絡手段が非常に簡易となりました。現在では、ナースコール、眠りスキャン、カルテコ、Amivoice、Coroban 等のシステムもスマートフォンで取扱可能となっています。

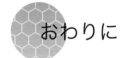

おわりに

　トータルヘルスケアの実現には、ここまでご紹介したような ICT を用いた情報の統合や連携が必要不可欠になります。ただ、どこがコストを負担するのかが問題です。導入時には補助金がありますが、維持費用や更新時は自己負担となってしまうため、機械は入れたものの、時が経つにつれ消滅してしまうシステムも多数ありました。

　解決策は増収にあると考えています。シームレスに情報共有することで、多数の患者のケアが可能となり、医療の質向上や増収に繋がるはずです。また、こういった取り組みが評価されることによるブランド強化にも期待しています。今後もそのような状態を目指していく次第です。

（2023 年 2 月 18 日の東京医療保健大学ヘルスケア DX シンポジウムの講演をもとに再掲しています）

4. Society5.0に向けた
ケアコムグループの取り組み

株式会社ケアコム／株式会社ヘルスケアリレイションズ ゼネラルマネージャー 唐牛 圭介

ケアコムグループについて

　当社の歴史は1955年に創業した株式会社ケアコムに端を発し、創業以来、医療・福祉の分野で情報・通信システムの専門メーカーとして看護や介護の現場を支えてきました。本社は東京の調布に構え、工場は群馬にあります。ケアコムでは、病棟を中心とした課題解決ソリューションの展開、緊急通報システムの製造・販売、看護支援システムの製造・販売などを行っております。有名なのはナースコールの製造と販売であり、全国の国立病院、大学病院の7割以上にケアコムのナースコールを導入していただいております。2014年5月に、医療と介護をつなぐソリューションをお届けするためにケアコムグループの一つの事業として「株式会社ヘルスケアリレイションズ」が設立されました。ヘルスケアリレイションズでは、よりよい療養環境を構築し、人と情報をつなぐ社会の発展を目指して、地域医療介護連携ネットワークの構築と運営支援をやらせていただいております。私はどちらかというと、この事業に10年ほど携わっておりましたので、今回は特に地域医療介護連携ネットワークでの事例についてお話しさせていただきます。

地域医療介護連携ネットワークとは

　当社が展開している製品である CoEsse（コエッセ）とは、総合医療介護連携システムであり、地域医療介護連携システムでもあります。具体的には、お客様である病院、クリニック、薬局、介護施設などでお使いいただいております。例えば、同意いただいた患者の電子カルテレセコンの診療情報を CoEsse のほうにアップロードし病院やクリニック、薬局、介護施設などで共有し、多職種間でのコミュニケーションを促進することを目的としています。北は北海道から南は九州まで、全国各地で導入していただいております。

　ケアコムグループの社会的ソリューションについてお話しします。当社の強みは、ナースコールや地域医療介護連携システムを導入していただいていることによって、医療・介護従事者の方と多くの接点があることです。ICT 支援というシステムの側面と、多職種とのつながりという二つの側面から地域社会を下支えして、出生から老後、子育てから介護などにおける地域住民の QOL を維持・改善していくということを将来像として目指しています。

Society5.0 について

　これまでの社会は次のような変遷をたどってきました。Society1.0 と呼ばれる「狩猟社会」、Society2.0 と呼ばれる「農耕社会」、Society3.0 と呼ばれる「工業社会」、Society4.0 と呼ばれる「情報社会」。現在の社会は、情報の伝達や処理が経済の中心となっている Society4.0 の社会です。Society4.0 では、作業工程の分野ごとの分業化や情報共有による効率化が

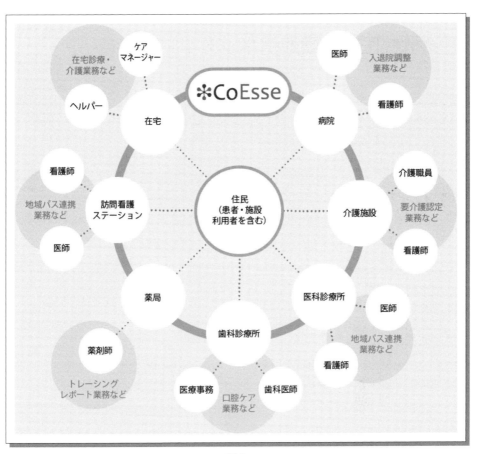

図1

（ヘルスケアリレーションズホームページから引用　https://www.hcr.co.jp/coesse）

進んでいる 一方で、公平な知識共有、情報共有ができているとは言えず、豊富すぎる情報から真に必要な情報を見つけるための負担が増大しているといった課題も生じています。Society5.0 が実現する社会では、IoT 機器によってすべての人とモノが接続され、あらゆる知識や情報が共有化され、AI の活用などによって、必要な時に欲しい情報が提供されるように

なります。Society5.0 とはサイバー空間（仮想空間）とフィジカル空間（現実空間）を高度に融合させたシステムにより、経済発展と社会的課題の解決を両立する、人間中心の社会のことです。これまでは必要な情報の探索や分析、活用能力が人間側に必要でしたが、人工知能（AI）により、必要な情報が必要な時に提供されます。Society4.0 では少子高齢化や地方の過疎化などの課題に対しても様々な制約があり、十分に対応することが困難でした。しかし、ドローンや自動走行車、あるいはロボットなどの技術革新を通じて、深刻化する人手不足を解消するとともに、少子高齢化や貧富の格差などの様々な問題を解消するといわれています。

　具体的な取り組みを用いて説明します。実際にご利用されている病院や介護施設などの各施設の現場がフィジカル空間です。それに対してCoEsse が導入されているクラウド側がサイバー空間となります。フィジカル空間上で、医療介護データを自動的に電子カルテレセコンなどからクラウド上にアップロードされると、サイバー空間上に医療介護データが集積します。蓄積されたデータが治療歴や介護の情報まで含めた多様なデータとなっているので、これをフィジカル空間である各施設の多職種間で共有することができるシステムになっています。従来は、検査データや既往歴、薬歴などをシステムから探し出して参照し、参照した色々な情報を踏まえて患者のリスクを検討するという流れでした。これに対して、「必要な情報が必要な時に提供される社会」というのは、CoEsse 上で蓄積されたデータを解析したうえで、CoEsse がフレイルや肺炎、骨折などの可能性を「○○のリスクがある」と利用者に教えてくれます。それによって、利用者間でリスクについて検討することができ、多職種間が連携して具体的な介入をしていくことができるようになります。

具体的な取り組み
～フレイルリスク判定支援～

　健康寿命と平均寿命を比較した際に、女性では13年、男性では9年、健康寿命のほうが平均寿命より短くなっています。これは、女性は平均13年間、男性は平均9年間、要介護状態にあることを意味します。フレイルとは、加齢に伴うさまざまな機能変化や予備能力低下によって外的なストレスに対する脆弱性が増加してしまい、要介護状態に陥りやすい状態を意味します。75歳以上の後期高齢者における要介護状態に陥る原因の1位はフレイルです。フレイルは高齢者の生命・機能予後の推定を行う上でも重要な概念として注目されていて、フレイルの克服が健康寿命を伸ばすことにつながるため、世界一の長寿国である日本における喫緊の課題となっています。簡単に言うとフレイルは健康状態と要介護状態の間の状態を指し、この時期に適切な介入をすることで健康状態へ戻すことが可能です。ただ、骨折や病気などによって要介護状態になるケースとは異なり、フレイル状態から要介護になる場合は周囲から判断しにくいのも特徴です。逆に一度要介護状態になったら、フレイル状態に戻すことは難しいと言われています。ですので、早期にフレイル状態の患者や利用者を特定し、健康状態へ戻す介入を実施することが重要になります。

　さて、フレイルの判断基準についてですが、一般的な日本での判断基準項目は、「体重減少」、「筋力低下」、「疲労感」、「歩行速度」、「身体活動」の5つであり、このうちの3項目以上の基準に当てはまるケースがフレイルと判断されます。例えば、6カ月間の間に2kg以上の意図しない体重減少があり、歩行速度が毎秒1メートル以下であり、定期的な運動を週に1回もしていない場合は、フレイルと判断することができます。フレイルと評価された患者さんに対しては、要介護となるリスクを回避するために

も、転倒防止策を徹底して管理したり、日頃からバイタルサインや顔色、発汗状態、尿量などの変化に注意したりすることが大切です。看護の現場ではこの指標を用いた評価を繰り返し行うことで、状態の変化を継続的に把握し、その都度、食事内容やリハビリの方法を見直していく必要があります。ただ、この判断基準は明確である一方で発見しにくい基準でもあります。ということで、蓄積している情報によって自動的にフレイルリスクの判定を行うことを目指して、フレイルリスク判定自動化の検討が行われ始めました。結果として、CoEsse で蓄積されたデータを解析し、フレイルリスクの病院などへの情報提供を実現できています。このリスク判定の精度はまだまだ改善の余地があると考えております。

　今後の展開としては運用モデルの構築が必要になってきます。というのも、フレイルリスクがあるとわかった際の介入については、しっかりとしたエビデンスがまだない状態です。例えば、フレイルリスクがあるとわかった患者に対してどのような支援をそれぞれの職種で行うのか、それをどのように連携していくのかについては、まだモデル化ができていません。この運用モデルを作っていくことで、多職種間で連携がとれたケアができるようになります。また、フレイルの要因としては身体的な衰え以外にも社会との接点減少という要因もあります。社会との接点が減少することで、引きこもりがちになり身体的な衰えを招きます。そのため、就労・サロン・ボランティア活動などへの高齢者の参加を促し、行政や企業などを巻き込んだ上で、高齢者が社会参加しやすい環境を提供することが必要になっています。

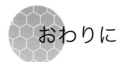

おわりに

　Society5.0 が実現されることにより、集積された情報をもとに、必要な時に必要な情報が提供される世界がやってきます。今まで人間が行っていた情報の取捨選択、整理、分析が AI に置き換わることで、人間にしかできない作業により集中できるようになります。これはある意味で、情報を受け取った後の動きが非常に重要になることも意味しています。

　今後、組織内や組織外の多職種を巻き込んで課題を解決できる人材が求められるため、そのような人材育成や人材発見に力を入れていくことが必要と考えています。

（2022 年 12 月 10 日の東京医療保健大学ハイブリッドシンポジウムの講演をもとに再掲しています）

デジタルヘルスプロフェッショナル概論
―医療におけるデジタル人材のあり方と育成―

発　　行　2023 年 11 月 10 日　初版第 1 刷発行

編　　集　東京医療保健大学医療保健学部医療情報学科

発行人　渡部新太郎

発行所　株式会社日本医学出版

　　　　〒 113-0033　東京都文京区本郷 3-18-11　TY ビル 5F

電　　話　03-5800-2350　FAX　03-5800-2351

印刷所　モリモト印刷株式会社